Sabine Irmer

Blase in Balance

Sabine Irmer

Blase in Balance

Das ganzheitliche Übungsprogramm gegen Reizblase, Inkontinenz, chronische Blasenentzündung, Unterbauchschmerzen, Hüft- und Rückenbeschwerden, Kieferdysbalance …

VAK Verlags GmbH
Kirchzarten bei Freiburg

Hinweise des Verlags
Dieses Buch dient der Information über Möglichkeiten der Gesundheitsvorsorge. Wer sie anwendet, tut dies in eigener Verantwortung. Autorin und Verlag beabsichtigen nicht, Diagnosen zu stellen oder Therapieempfehlungen zu geben. Die hier vorgestellten Vorgehensweisen sind nicht als Ersatz für professionelle Behandlung bei ernsthaften Beschwerden zu verstehen.

Bibliografische Information der Deutschen Nationalbibliothek
Die Deutsche Nationalbibliothek verzeichnet diese Publikation in der Deutschen Nationalbibliografie; detaillierte bibliografische Daten sind im Internet abrufbar über: http://dnb.d-nb.de

VAK Verlags GmbH
Eschbachstraße 5
79199 Kirchzarten
Deutschland
info@vakverlag.de
www.vakverlag.de

Layout und Satz: Ulrich Schmid, de·te·pe, Aalen
Lektorat: Irene Klasen
Covergestaltung: Kathrin Steigerwald, Hamburg
Covergrafik: © Adobe Stock/archivector und Adobe Stock/Maria
Grafiken: Sonja Burger, Wildegg/© Sabine Irmer
Fotos: Ines Heider Fotografie, Münster
Druck: Friedrich Pustet GmbH & Co. KG, Regensburg
Printed in Germany
ISBN: 978-3-86731-283-7

Für meine liebe Mutter in Dankbarkeit für ihre Unterstützung

Inhalt

Vorwort – Holen Sie Ihre Blase zurück ins Team

Wenn Sie dieses Buch gerade durchblättern, gehört Ihre Blase wahrscheinlich nicht zu den Teamplayern im Reigen Ihrer Organe – noch nicht. Vielleicht möchten Sie präventiv etwas für Ihre Blasengesundheit tun. Sehr lobenswert! Im ersten Fall macht Ihre Blase sich immer dann bemerkbar, wenn Sie es überhaupt nicht brauchen können. Das macht sie allerdings nicht absichtlich, sondern sie versucht nur, auf bestimmte Dysfunktionen in Ihrem Körper aufmerksam zu machen. Denn die Ursachen für Reizblasensymptome, wiederkehrende Blasenentzündungen, aber auch für Kontrollverluste liegen oft ganz woanders. Hätten Sie beispielsweise gedacht, dass der untere Rücken – die Lendenwirbelsäule – häufig für Blasenbeschwerden wie frühzeitigen Harndrang hauptverantwortlich ist?

Viele Frauen sind überrascht zu erfahren, dass der Grund ihrer Blasenbeschwerden sehr wahrscheinlich im Körper selbst liegt. Zum Beispiel in einer beugenden Körperhaltung oder in fehlerhaften Bewegungsabläufen. Manchmal ist es auch „nur" zu wenig liebevolle Achtsamkeit für den eigenen Körper. Oder es liegt an Dauerverspannungen von Muskeln und Bindegewebe, die einen Stopp des Energieflusses verursachen. Das kann man beispielsweise bei Blasenentleerungsstörungen beobachten.

Tatsächlich sind es insgesamt neun Bereiche in Ihrem Körper, die Ihre Blase direkt oder indirekt beeinflussen – und über die Sie wiederum Ihre Blasenfunktion harmonisieren können. In diesem Buch habe ich sie als Teile eines Blasenpuzzles dargestellt – nur zusammen ergeben sie ein Ganzes. Mit meinem 6-Wochen-Übungsprogramm sprechen Sie alle neun Puzzleteile an und holen Ihre Blase zurück ins Organteam. Dieses Übungsprogramm habe ich in mehr als 15 Jahren im Rahmen meiner Tätigkeit als zertifizierte Urotherapeutin erarbeitet, und mehr als 5000 Frauen haben ihr Ziel erreicht: Ihre Beckenboden- und Blasenfunktion hat sich spürbar verbessert!

Sie finden in diesem Buch jede Menge wertvolle theoretische Informationen. Wer sich schnell einen Überblick verschaffen möchte, welche Körperregion vielleicht die meiste Pflege benötigt, schaut am besten direkt in die Erklärungen zu den Puzzleteilen 1 bis 9. Im Praxisteil erlernen Sie 26 Standübungen und 9 Bodenübungen, die aufeinander aufbauen. Das hört sich viel an, aber es sind nur kurze Sequenzen, die ineinander übergehen. Diese wiederholen Sie in jeder Übungseinheit. Sie haben außerdem die Möglichkeit, einen Rücken- & Beckenbodenkurs online zu besuchen, darin führe ich Sie Schritt für Schritt in Echtzeit durch alle Übungen. Gerne können Sie auch ein Wochenendseminar „Blase in Balance" online und in Präsenz im deutschsprachigen Raum aussuchen.

Aus langjähriger Erfahrung weiß ich, wie häufiger Harndrang das Leben und die Lebensqualität beeinträchtigen kann. Deswegen wünsche ich mir von Herzen, dass mit meinem ganzheitlichen Verhaltens- und Übungsprogramm möglichst viele Frauen wieder in den natürlichen Kontakt mit ihrem Körper kommen und die Blase wieder zum Teamplayer in ihrem Organsystem wird. Die Rückmeldungen meiner Teilnehmerinnen sind positiv: „Ich kann wieder eine längere Wanderung wagen.“, oder „Ich halte wieder ein Konzert durch, weil meine Blase nicht mehr frühzeitig drängelt.“ Ich freue mich, dass Sie dabei sind und wünsche Ihnen viel Freude und Wohlbefinden beim Bewegen.

Gerne möchte ich an dieser Stelle für mehr Vernetzung im Gesundheitswesen werben, wenn es um die Beckenboden- und Blasenfunktion der Frau geht. Es wäre für die Frauengesundheit wünschenswert, wenn es hier zu mehr fächerübergreifender Zusammenarbeit zwischen ganzheitlich arbeitenden Urologen und Gynäkologinnen, Orthopäden, Hebammen, Osteopathen, Physiotherapeutinnen, Atemlehrern, Logopäden, Musik- und Klangtherapeuten, Energetikerinnen, Yogalehrerinnen und Qi-Gong-Lehrern kommen würde.

Ihre Sabine Irmer

Urologische Beschwerdebilder

Ein Vorwort von Dr. Monika Leiße-Stankoweit, Urologin (im Ruhestand)

Über zehn Jahre lang, bis zu meinem Ruhestand, habe ich mit Sabine Irmer als spezialisierter Urotherapeutin zusammengearbeitet. Unter unseren Patientinnen gilt sie als Geheimtipp, so viele Ideen und Tricks hat sie zu bieten, um die verschiedensten Blasenfunktionsstörungen zu therapieren. Im Uro-Gyn-Puzzle steckt ein großes Spektrum von Übungen aus der Feldenkrais-Lernmethode, der Rückenschulung, der Atemtherapie, Qi Gong, Antara® und den unterschiedlichsten Beckenboden-Übungsprogrammen. Sabine Irmer hat es erarbeitet, um so für die Frauen zu jeweils speziellen persönlichen Veränderungen zu kommen. Die Beschwerden können vom Rücken, der tiefen Bauchmuskulatur, dem Beckenboden, den unteren Extremitäten und von Kieferverkrampfungen herrühren. Die Blase liegt ziemlich in der Körpermitte und ist über Faszien, Muskelketten und Nervenverschaltungen mit den gesamten physischen sowie psychosomatischen Strukturen vernetzt.

Bei Blasenbeschwerden spielt die Psyche eine immense Rolle, ebenso wie Schleimhautveränderungen etwa durch Hormonmangel, Nikotin oder Schmerzmedikamente. Patientinnen atmen wieder auf, weil sie nicht als Organ, sondern als Gesamtpersönlichkeit gesehen werden und eine individuelle Behandlung erfahren. Sie lernen, ihre eigenen wirkmächtigen Selbstheilungskräfte zu aktivieren, um unabhängig von Behandlern und Tabletten zu werden. Endlich kann die Klage „Nie ohne meine Blase" aufgelöst werden in: „Ich habe meine Blase vergessen, sie diktiert meinen Alltag nicht mehr."

Aber zunächst gilt es zu erkennen, unter welchem Beschwerdebild die Patientinnen leiden. Übliche Aussagen lauten beispielsweise:

- Nach jedem Geschlechtsverkehr habe ich eine Blasenentzündung.
- Immer habe ich diese ziehenden, drückenden, nervenden Schmerzen im Unterleib und der Blasengegend.
- Ständig nervt dieser Harndrang.
- Wenn ich den Schlüssel ins Türschloss stecke, kann ich den Urin nicht mehr halten, der Urin läuft einfach so weg.
- Wenn ich mich morgens im Bett aufrichte, entleert sich die Blase und ich bin klatschnass.
- Ich habe da so ein Fremdkörpergefühl zwischen den Beinen.
- Ich musste dieses Jahr schon sieben Mal ein Antibiotikum schlucken.

- Ich nehme jetzt schon monatelang ein Antibiotikum ein.
- Ich kann kein Theaterstück, Konzert, keinen Kinofilm zu Ende erleben, weil ich ständig auf Toilette muss.
- Ich bleibe nur noch zu Hause, weil ich immer wieder nass bin, ich traue mich nirgends mehr hin.
- Ich kenne jede Toilette in der Stadt.

„Nie ohne meine Blase“ – das Leid vieler Patientinnen.

Die Gründe für diese mehr als lästigen Probleme sind unterschiedlich und zahlreich. Manchmal kommen auch mehrere Ursachen zusammen. Sie zu kennen, hilft vielen Frauen, die Übungen aus dem Praxisteil auch wirklich korrekt und konsequent anzuwenden. Also werfen wir einen Blick darauf.

Blasenschleimhautempfindlichkeit

Es gibt zum einen eine angeborene Anfälligkeit der Blase, die genetisch bzw. epigenetisch (Ausprägung des Erbmaterials) verankert ist, und die ähnlich einer Anfälligkeit des Magens beispielsweise bei Stress durch angespannte Lebenssituationen getriggert wird. Zum anderen gibt es eine erworbene Empfindlichkeit der Blase, die meist durch Medikamente, beispielsweise Methotrexat als Rheumamittel, andere immunsupprimierende Medikamente oder Schmerztabletten entsteht. Auch Rauchen, Stress und länger anhaltender Hormonmangel sind häufige Ursachen.

Spätestens mit Beginn der Wechseljahre oder auch durch gestagenbetonte Hormonspiralen zur Verhütung werden die Schleimhäute nicht nur der Scheide, sondern auch der Blase zunehmend trockener, rissiger und gereizter und damit anfälliger. So führt der Östrogenmangel der Blase zu Schleimhauteinrissen und Mikrohämaturie, nicht sichtbaren Blutbeimengungen im Urin. Ein Grund, warum Betroffene dann zum Urologen geschickt werden.

Eine weitere Folge des Hormonmangels ist eine zunehmende Infektanfälligkeit der trockenen, atrophen (also sich rückbildenden, immer dünner werdenden) Blasenschleimhaut. Sie verliert an Elastizität, Entfaltungsfähigkeit und Geschmeidigkeit, wodurch ihr Fassungsvermögen kleiner wird. Eine Reizblase mit häufigem Harndrang schon bei kleinen Füllmengen kann die Folge sein. Der Verlust der Geschmeidigkeit durch Hormonmangel kann sich zudem auf den Blasenverschluss auswirken: Der Mangel an bindegewebskräftigenden, elastifizierenden Östrogenen führt unter Umständen zu einer Verstärkung der sogenannten Belastungsinkontinenz, also einem Urinverlust bei Druckerhöhung im Bauch nach unten. Vor allem bei bereits vorgeschädigtem Beckenboden nach Geburten oder häufigem schweren Tragen kommt es zu diesem Krankheitsbild.

Auch Nikotin, Schmerzmittel, Rheumamedikamente oder Chemotherapeutika greifen die zarte Schleimhaut derart an, dass Entzündungsneigung und Infektionsanfälligkeit ausgeprägter werden. Rauchen führt neben der Steigerung der Schleimhautempfindlichkeit außerdem überproportional oft zu Blasenkrebs.

Erschlaffung von Beckenboden und Unterbauch

Die Erschlaffung im Beckenboden nach Geburten und häufigem schweren Heben sowie die Gewebeschwäche im Alter führen zur Belastungsinkontinenz. Es geht also bei Druck und Erschütterungen von oben Urin ab. Die Haltefunktion des Schließmuskels und der umgebenden Muskulatur ist gemindert, manchmal sehr geschwächt. Üblicherweise wird dann, wenn nicht gleich zur Operation, zu Beckenbodengymnastik geraten, vor allem zu Anspannungsübungen. Oft ist die Blase jedoch auch rotatorisch, also gedreht, abgesenkt, häufig nach vorn in das vordere Scheidengewölbe und quetscht sich dann bei der Blasenentleerung selbst ab. Die Folge ist eine schlechtere Ausschwemmung von Bakterien mit Begünstigung von Restharn und damit von Infekten, schlimmstenfalls mit Rückstau in die Nieren. Gleichzeitig werden bei dieser Abquetschung die Nerven im Blasenauslass gereizt. Daraus kann sich durch den Druck auf die „Harndrangsnerven" eine Reizblasensymptomatik entwickeln, die mit einer Blasenentleerungsstörung einhergehen kann. In diesem Fall ist es also höchst kontraproduktiv, ausschließlich Anspannungsübungen aus der Rückbildungsgymnastik zu betreiben. Es gilt vielmehr, Übungen zu erlernen, die die symmetrische Ausgespanntheit der Beckenbodenmuskulatur an ihren Ansatzpunkten im knöchernen Becken wiederaufbauen, damit der Blasenauslass mittig, senkrecht und damit abflusserleichternd positioniert ist. Hierfür ist meist keine Operation nötig, wie das Übungsprogramm von Sabine Irmer zeigen wird.

Prozesse in der Nachbarschaft der Blase

Entzündungen im Becken, beispielsweise des Krumm- und Enddarms (Divertikulitis, entzündliche Hämorrhoidalerkrankungen) ebenso wie der weiblichen Beckenorgane (Eierstöcke, Gebärmutter, Eileiter) werden ebenfalls häufig auf die Blase übertragen. Auch eine Obstipation (Verstopfung) mit vergrößertem, atonem Enddarm irritiert wegen der unmittelbaren Nachbarschaft die Blase und kann zu Harndrang oder Restharn führen. In schlimmen Fällen können Abszesse oder Metastasen im kleinen Becken (eventuell auch mit Wasseransammlung, also Aszites) Ausstrahlungsbeschwerden an der Blase bewirken. Wichtig ist daher eine exakte Diagnostik.

Orthopädische Ursachen

Häufig fallen mir bei Patientinnen mit Blasenbeschwerden asymmetrische Verziehungen des Beckens und des Beckenbodens auf, beispielsweise als Folge von einseitigen Beinverkürzungen, Beckenschiefstand, Skoliose oder schmerzhaften Gangstörungen bei Knie- und Fußbeschwerden. Beim vaginalen Tasten zeigen sich dann schmerzhafte Ausgleichsverspannungen im Bereich des *Musculus piriformis* und anderer Beckenbodenmuskeln oder Druckschmerz am knöchernen Becken, am Steißbein, an der Schambeinfuge oder an den Iliosakralfugen, also den schmalen Spalträumen zwischen dem Kreuzbein und dem Darmbein, die sich im Iliosakralgelenk befinden. Dies tritt manchmal zusammen mit einer Verziehung des Beckenbodens nach seitlich vorn oder hinten auf.

All diese Auffälligkeiten werden als Schmerzsymptome im Zweifelsfall der Blase zugeschrieben, die eigentlich nur sekundär betroffen ist. Die Muskelketten des ganzen Körpers kreuzen in der Körpermitte, gegebenenfalls mit Ausgleichsverspannungen. Diese Erkenntnisse verdanken wir auch Moshé Feldenkrais, der als einer der ersten erkannt hat, dass alle Körperregionen über Muskel- und Faszienketten miteinander verbunden sind. Die Schmerzen werden der Blase zugeordnet, obwohl es eigentlich pathologische Haltespannungen an der Umgebungsmuskultur und den knöchernen und faszialen Umgebungsstrukturen sind. Hier ist eine exakte Diagnostik nötig, um zu wissen, an welcher pathologischen Haltung und Verziehung des Gewebes angesetzt werden muss, zum Beispiel mit speziellen Übungen aus der Urotherapie und oft ergänzend auch osteopathisch. Eine Standardgymnastik mit dem Fokus auf Beckenboden und Blase wird dem Beschwerdebild nicht gerecht.

Blasenhals- und Blasenauslassverspannungen

Durch Verspannungen im Blasenauslass entstehen mindestens so viele Blasenerkrankungen wie durch Beckenbodenschwäche. Sie sind der häufigste Grund für Blasenentleerungsstörungen (durch Abflussbehinderung) mit Harnwegsinfekten und ständigem Harndrang durch Druck auf die „Harndrangsnerven". Auch eine Belastungsinkontinenz wird durch eine Starre im Blasenauslass ausgeprägter, weil für einen vollständigen Blasenverschluss elastisches Gewebe notwendig ist.

Die standardisierte Beckenbodengymnastik bedient leider nur die Gewebeschwäche. Anspannungs- und Muskelaufbauübungen können jedoch bei verspanntem und verzogenem Blasenhals und Beckenboden dazu führen, dass die Symptome noch schlimmer werden: Reizblase, Blasenentleerungsstörung oder Infektionen häufen sich dann erst recht.

Eine Urotherapie, wie sie Sabine Irmer für die unterschiedlichen Blasenerkrankungen durchführt, erfordert also zunächst eine exakte Ursachendiagnostik für die

Symptomatik. Erst dann folgen gezielte Übungen für die Bereiche, die nicht funktionieren oder krankhaft reagieren. Dabei muss ein besonderes Augenmerk nicht nur auf die Muskulatur um den Harnröhrenbereich gelegt werden, sondern auch auf den Blasenhals selbst mit seinen sogenannten Alpha-1-Fasern. Dieses Nervengeflecht des Sympathikus löst bei Druck, etwa durch eine gefüllte Blase, zunächst eine höhere Verschlussspannung, dann Harndrang aus.

Besteht bei einem Menschen ein überbetonter Sympathikustonus, also eine Übererregung des vegetativen Nervensystems, zum Beispiel durch Stress, aktiviert der Sympathikus unbewusst seine Alpha-1-Fasern am Blasenhals, egal wie leer die Blase ist – der Sympathikus geht sich sozusagen selbst auf die „Nerven". Die Folgen sind Harndrang, Blasenhalsverspannung und Blasenentleerungsstörung.

Gesteigert wird die Sympathikus-Aktivierung des Blasenhalses zusätzlich durch den Außendruck einer angespannten Beckenbodenmuskulatur. Man könnte es so interpretieren, als solle symbolisch über die Schließmuskeln auch das Leben unter Kontrolle gehalten werden. Die Kontrollmuskeln verspannen sich und drücken den Blasenauslass mit seinen vegetativen sympathikotonen Fasern ab. Ein Teufelskreis von Anspannung, Blasenentleerungsstörung, Reizblase und Infektionen beginnt. Wie kontraproduktiv wäre da eine Beckenbodengymnastik mit den bekannten Anspannungsübungen!

Durch Einnahme von Antidepressiva kann als eine Nebenwirkung auch eine Blasenhalsverspannung entstehen, was bei Restharn und Infekten eher schädlich ist.

Auch eine Blasenhalsinsuffizienz mit einer sogenannten Cystocele (Senkung des Blasenbodens in das Scheidengewölbe) führt zu einer Reizung der Alpha-1-Fasern des Blasenhalses. Harndrang und Reizblase können die Folge sein. In diesem Fall muss bei den klassischen Anspannungs-Beckenbodenübungen das Risiko eines „Quetschharnphänomens" der Blase in der Scheide bedacht werden. Das herabgesackte vordere Scheidengewölbe (mit abgesackter, vorgefallener Blase) muss deshalb zuvor in seine ursprüngliche, physiologische Lage zurückgebracht werden, um ein Abpressen des herabgesackten Gewebes zu verhindern.

Dies gelingt manuell, mit Würfel- und Ringpessaren oder Spezialtampons. Sie helfen auch beim Vorfall des hinteren Scheidengewölbes durch Senkung des Enddarms nach vorn unten in die Scheide. Hier sind spezielle Übungen erforderlich, die die hintere Beckenbodenregion ansprechen und anheben.

Immunschwäche – zurück zum Stress

Eine Immunschwäche kann angeboren sein oder durch schwere Erkrankungen und/oder Medikamente hervorgerufen werden, beispielsweise nach Transplantationen, wenn Immunsuppressiva eingenommen werden müssen. Häufiger jedoch ist der Auslöser Dauerstress. Dabei kommt es neben den oben bereits beschriebenen

Verspannungssymptomen erschwerend zu einem Angriff auf das Abwehrsystem des Körpers. Es werden entzündungsprovozierende Zytokine (Eiweißstoffe zur Signalübertragung im Körper) in den Kreislauf abgesondert und das Immunsystem, also die körpereigene Abwehr, wird „verbraucht". Dann entwickeln sich Entzündungen, Infektanfälligkeiten und leider auch immunologische Fehlreaktionen der Blase. Dazu gehört die Interstitielle Zystitis, eine Autoimmunerkrankung der Blase, bei der Autoantikörper gegen eigenes Blasengewebe gebildet werden.

Bei Langzeitstress zeigt sich also über Veränderungen im Immunsystem eine erworbene Anfälligkeit für Infektionen an den genetisch empfindlichen Organen Blase, Magen und Herz. Häufige Antibiotikagaben wegen Blasenentzündungen schaden dem Immunsystem, weil sie eine gesunde Darmflora dezimieren. Diese ist nach neuesten Studien extrem wichtig für eine intakte Immunabwehr und sollte im Zweifelsfall durch entsprechende Ernährung und Präparate saniert werden.

Neurogene Störungen

Auch verschiedene Rückenerkrankungen im Übergang Lendenwirbelsäule/Sakralmark mit Nervenquetschungen triggern eine Blasensymptomatik. Spinalkanalstenose, Bandscheibenvorfälle, neurogene Störungen wie Polyneuropathien (z.B. durch Diabetes) und nicht zuletzt Multiple Sklerose und Morbus Parkinson führen zu neurogenen Blasenstörungen. Bei der Multiplen Sklerose können Nervenstrukturen des unteren Rückenmarks betroffen sein. Dies sind dann möglicherweise dieselben Nerven, die auch für Motorik und Sensibilität in den Beinen zuständig sind. Am Ausmaß neurologischer Schäden der Beine lassen sich also neurogene Schäden an der Blase ermessen.

Medikamente

Schmerzmedikamente können eine neurogene Schädigung vortäuschen, weil sie systemisch wirken und deshalb leider nicht nur zur Schmerzbeseitigung oder -linderung führen, sondern auch zu einer abgeschwächten Wahrnehmung der Blasenfüllung und -entleerung. Sie können also eine Koordinationsstörung der Blase verursachen. Orthopädische und neurologische Diagnostik und Therapien (Medikamentenliste) sind daher essenziell, wenn es um Blasenprobleme geht.

Stark unterschätzt – die Psyche

Es gibt keine Trennung von Körper und Seele! Der Mensch ist ein Wesen, das keinen Gedanken und kein Gefühl haben kann, ohne dass dies auch am Körper zum Ausdruck kommt, ganz im Sinne des von Thure von Uexküll etablierten bio-psycho-sozialen

Modells. Die Verknüpfung von Leib und Seele funktioniert über gemeinsame Transmitter (Überträgersubstanzen) des Nerven-, Immun- und Hormonsystems. Untersucht wird dies zunehmend in Studien zur Psychoneuroimmunologie des Menschen. Auffällig ist, dass die Körpersymptome eine Metapher für den zugrunde liegenden Konflikt darstellen, der die Krankheit neben genetischen Lebensstilfaktoren ausgelöst hat. Im Volksmund gab es dafür schon immer eindrückliche Redewendungen:

- Es ist mir zu Herzen gegangen.
- Mir läuft die Galle über.
- Es ist mir an die Nieren gegangen.
- Ich habe mir vor Angst in die Hose gemacht.
- Urin statt Tränen.

Vor allem bei den urologischen Metaphern kommen Angst, Trauer, Wut und Kontrollverlust zum Ausdruck. Jeder Gedanke und jedes Gefühl bewirkt eine Körperreaktion. Bei Kontrollverlust oder Angst vor Kontrollverlust werden Kontrollmuskeln angespannt. Werden im Studium oder Arbeitsalltag beispielsweise nicht die von sich selbst oder anderen geforderten Leistungen gebracht, gerät das Lebenssystem aus den Fugen, ist infrage gestellt. In der symbolischen Suche nach Halt aktivieren sich krampfhaft unter anderem die Muskeln in der Mitte des Körpers, dort wo alle peripheren Muskeln über Ketten unweigerlich miteinander verbunden sind und Stabilität geben sollen. (Das „Hara“ im Japanischen: die Lebensmitte, die früher durch Harakiri im Bilde der ehrenvollen Selbsttötung ausgelöscht werden sollte.)

Bei großer Not und bei Verlustängsten um Eltern, Kinder, Partner, Enkelkinder – kurz: um die Liebsten – tritt ebenfalls diese oft sehr schmerzhafte Verspannung der Kontrollmuskeln, der Schließ- und Beckenbodenmuskeln als unbewusste Reaktion auf diesen weiteren Kontrollverlust über das Leben in Aktion. „Seit meine Tochter Brustkrebs hat ...", „Seit ich meinen Vater ins Heim gebracht habe ...", „Auf der Rückfahrt vom Besuch bei meinem Sohn ...", „Seit meine Tochter sich scheiden ließ ..., habe ich diese schmerzhaften Symptome an der Blase,“ berichten viele Patientinnen. Das sind wichtige biografische Informationen zum Symptombeginn. Diesen Menschen ist der Satz „Vertrauen ist gut, Kontrolle ist besser“ sehr geläufig, oft ist er fast ihr Lebensmotto. Es sind die idealen Mitarbeiter, gewissenhafte Menschen, auf die man sich hundertprozentig verlassen kann. Aber sie können andererseits durch ihre Gewissenhaftigkeit und Genauigkeit Sklaven ihrer selbst sein.

Auch bei zwiespältigen inneren Konflikten wie „Ich liebe sie/ihn heiß und innig" – „Ich könnte sie/ihn zum Mond schießen“, „Ich bringe ihn ins Heim“ – „Ich muss ihn weiter pflegen“, „Beim Sex mit meinem Mann habe ich hinterher immer Beschwerden, mit meinem Lover geht immer alles gut“, sehen wir Verkrampfungssyndrome am Blasenausgang. Die Folgen sind dann beispielsweise Brennen, Schmerzen, das Gefühl von einem stechenden Fremdkörper in der Harnröhre, Blasenhalsverspannung mit Blasenentleerungsstörung oder Reizblase. Das sind mächtige schwankende, die innere Zerrissenheit abbildende Halte- und Abstoßungsreflexe.

Der Mensch ist ein Beziehungswesen, sein ganzes Verhalten wird auf allen Ebenen von seinen Beziehungsvorstellungen und -strukturen unbewusst gelenkt. Das müssen wir vor allem verstehen. Oft sagen Patientinnen zwar zunächst blasenfixiert: „Wenn nur diese Blase nicht wäre" oder „Nie ohne meine Blase". Auf geschicktes Nachfragen können sie jedoch meist schnell und exakt den Symptombeginn schildern, und zwar häufig mit einem biografisch problematischen zwischenmenschlichen Thema zusammenfallend. Oft ist es dann eine Erlösung, den Zusammenhang zwischen der schmerzhaften und lästigen Verspannung und der seelischen Not zu verstehen. Erfahrungsgemäß ist dies meist schon die halbe Therapie und führt zur Auflösung des Symptoms. Die restliche Symptomatik muss durch zielgerichtetes Üben an den angewöhnten Verspannungen beseitigt werden.

Manchmal empfinden Patientinnen allerdings die Rückführung von Symptomen auf einen emotionalen Hintergrund als Provokation und Zumutung. Das ist ganz normal, denn es braucht Zeit und Geduld mit sich selbst, bis diese Zusammenhänge anerkannt werden können. Die Heranführung an die Selbsterkenntnis des Symptomhintergrunds muss sehr vorsichtig und behutsam durchgeführt werden, um nicht einen zu großen Widerstand aufzubauen und der Patientin Zeit zu geben, mit den Erkenntnissen mitzugehen.

So ist es nicht verwunderlich, dass unsere Patientinnen oft enttäuscht sind, wenn wir als Ursache für ihre Beschwerden keine eindeutige organische Ursache, also keine Blasenorgankrankheit, anbieten können, sondern nur eine Fehlfunktion aufgrund innerer Sorgen und Konflikte: „Mutter liegt schwer krank im Krankenhaus, muss täglich besucht werden, aber eigentlich ist dafür keine Zeit". „Der Stress am Arbeitsplatz ist kaum zu bewältigen, aber wenn die Blase Ruhe gäbe, wäre alles ja schon viel besser. Haben Sie denn keine wirksamen Tabletten?" „Was soll das alles mit Schmerzen und Krämpfen im Unterbauch zu tun haben?" Viele Patientinnen fühlen sich nicht ernst genommen, die Psyche allein kann doch ihrer Meinung nach nicht für so ein Leid verantwortlich sein. „Sie sollen meine Blase heilen, dann gehts mir psychisch schon von selbst gut! Wenn nur die Blase nicht wäre ...!" Einige beginnen an der Kompetenz des Arztes zu zweifeln, oder sie suchen einen anderen Urologen auf, in der Hoffnung, dort eine einfachere Diagnose zu erhalten.

Noch schwieriger wird es, wenn nicht ein Einzelkonflikt, sondern eine generalisierte tiefe Lebensangst und Depression, eventuell sogar gepaart mit beginnender Demenz verkleidet in Blasenbeschwerden vorliegt, die daran hindern, in die Stadt, das Theater, das Kino, das Konzert zu gehen. Entfällt der einfachere „Blasen"-Grund als Hindernis für eine Teilnahme am Leben, muss der eigentlichen Not ins Auge gesehen werden: Wie ist meine Ehe? Wie einsam fühle ich mich? Wie schwer fällt mir

Kontakt mit Menschen? Welche Ängste verbinde ich mit Beziehungen, mit aushäusigen Aktivitäten? Wie kann ich Nähe aushalten und welche Gefahr beinhaltet es für mich, meinem selbst auferlegten Rückzug zu entrinnen? Wie soll ich all die Verantwortungen tragen, die mir dann wieder begegnen?

Viele Patientinnen finden es einfacher, wenn eine organische Blasenerkrankung hinter den Beschwerden liegt, die man medikamentös behandeln kann, denn dann müssen sie sich nicht einer eventuell schmerzhaften Selbstbefragung stellen. Hier kommt der Begriff des „sekundären Krankheitsgewinns" ins Spiel. Dies bedeutet, dass wir uns fragen müssen, ob die Erkrankung einen Vorteil bietet. Sie beschert zwar Leiden, aber sie kann auch einen Rückzug vor dem belastenden und „gefährlichen" Leben rechtfertigen. Der Weg zurück zur Selbstverantwortung ins Leben ist manchmal schwierig. So kann es passieren, dass es bei einer traumatisierten Patientin nicht nur zu einer Blasenkoordinationsstörung und gestörtem Harnverhalten kommt, sondern dass der ganze Körper in einer Schockstarre, bis hin zur psychogenen Lähmung verbleibt, ohne dass dafür ein neurologischer Befund erhebbar wäre. Dann kann ein beruhigender Effekt eintreten, der dafür sorgt, dass die Krankheit als beschützend empfunden wird und man nicht mehr auf sie verzichten will.

Andererseits ist es manchmal erstaunlich, dass auch bei einer Verbesserung der Blasenproblematik ein zunächst unerklärlicher Leidensdruck und eine Unzufriedenheit bestehen bleiben. Im Gespräch zeigt sich dann, dass das eigentliche Thema möglicherweise nicht gelöst ist. Das, was über die Symptomatik im Unbewussten gehalten werden konnte, ist kenntlicher geworden. Das Bewusstsein ist nun nicht mehr mit der Blasensymptomatik befasst, die scheinbar das Hauptleid darstellte: „Nie ohne meine Blase ..." Plötzlich gilt mehr die Frage: „Was ist mit meinem Mann, geht er fremd?", „Was ist mit meinem Kind?", „Wie soll ich nur dieses Studium schaffen, in der Schule war ich immer so gut, jetzt bin ich nur noch überfordert ..." oder „Was mache ich mit meiner Einsamkeit, wenn ich über meine Blasenbeschwerden keine Zuwendung mehr erfahren kann?"

Was uns Therapeuten auch immer wieder auffällt: Wenn die Symptome erfolgreich behandelt werden konnten und verschwunden sind, ist die Rückkehr zur Normalität oft unspektakulär und wird gar nicht besonders registriert. Die Patientin hat Schritt für Schritt auf allen Ebenen umgelernt, die Blase ist widerstandsfähiger, Fehlfunktionen und Fehlhaltungen konnten abtrainiert werden. Sie hat einfach physisch erfahren, dass sich die Alternative besser anfühlt. Frau kann zur Tagesordnung zurückkehren – das braucht kein großes Aufheben.

Sensomotorische Blasenstörung – Gefühls- und Koordinationsstörung der Blase

Der Urologie stehen sehr viele Medikamente zur Verfügung, um eine Reizblase aufgrund von Überaktivität zu betäuben. Dies sind sogenannte Anticholinergika mit nicht unerheblichen Nebenwirkungen (Glaukom, Demenz, Magen-Darm-Trakt-Beschwerden). Wir haben aber so gut wie keine Mittel, um eine mindestens genauso häufige Blasenentleerungsstörung zu beseitigen, die sich vom Symptom her ebenfalls als Reizblase äußert und deshalb häufig falsch behandelt wird. Sie kann unabhängig von einer Medikamenteneinnahme mit einer Gefühlsstörung im Blasenauslass zu tun haben. Wir nennen dies „sensomotorische Störung", also ein falsches Füllungsgefühl und eine schlechte Koordination der Entleerung. Probleme mit dem Gefühl und der Koordination im Blasenauslass sind natürlicherweise die Folge einer Einnahme von Schmerzmitteln und Antidepressiva, weil neben dem Schmerzempfinden natürlich auch jedwedes andere Körperempfinden herunterreguliert wird.

Auch eine Überdehnung der Nerven an Faszien, Bändern und Muskeln des Beckenbodens beim Geburtsvorgang, was sich aber in der Regel regeneriert, oder Durchtrennungen von Nerven bei Schnittoperationen im Unterbauch, beispielsweise Gebärmutterentfernung, Senkungsoperationen oder Darmkrebsoperationen können zu neurogenen Schäden der Blase führen. Orthopädische Fehlhaltungen, die zu Asymmetrien im Blasenauslass führen, können ebenfalls das Gefühl für eine regelhafte Koordination im Blasenauslass verändern.

Eine sensomotorische Störung der Blase ist häufig psychogen. Dies betrifft Menschen mit posttraumatischer Belastungsstörung nach Traumata im Genitalbereich (Vergewaltigung, Missbrauch, schmerzhafte medizinische Unachtsamkeit, beispielsweise bei Katheterisierungen in der Kindheit). Es kommt sozusagen zur Schockstarre in diesem Bereich, ein passendes Gefühl für Füllung oder eine passende Koordination für Entleerung ist dann gar nicht mehr oder nur schlecht möglich. Wir Urologen erleben dann vor allem bei der Zystoskopie (Blasenspiegelung) eine panikvolle, verspannte, kaum untersuchbare Patientin, der Leib bretthart, oft nicht berührbar, auch Panikreaktionen und Weinen bei Annäherungsversuchen können vorkommen. Unglücklicherweise sind aber genau diese Menschen häufig auf irgendeine Form von Katheterisierung angewiesen, weil sie aufgrund ihrer „Schockstarre" zu keinem ausreichenden spontanen Wasserlassen fähig sind – und das Ursprungstrauma wird tragischerweise metaphorisch immerzu wiederholt. Diese Vorgeschichte gilt es zu verstehen. Traumatisierte Menschen leben in der „eingefrorenen" Perspektive ihres Traumas, dem müssen wir mit aller Vorsicht gerecht werden.

Von der Standardtherapie zur kausalen Therapie

Trotz dieser so unterschiedlichen Ursachen für Blasenbeschwerden verläuft ihre Behandlung in der Regel sehr standardisiert und wenig individuell.

- Bei Infekten: Antibiose, gegebenenfalls unterstützt durch Impfungen (auch bei Menschen, die gar keinen Immundefekt haben).
- Bei Inkontinenz jeglicher Art: Beckenbodengymnastik, in der Regel Anspannungsübungen, auch wenn schon längst Verspannungen im kleinen Becken vorliegen.
- Bei Reizblase: Anticholinergika, auch wenn bereits Restharn besteht und die Symptomatik eigentlich durch Verspannungen im Blasenhals und Beckenboden hervorgerufen ist. Die Entleerung der Blase wird durch die Medikamente noch schlechter. Die Betäubung des Blasenreizes führt zudem dazu, dass Infekte nicht mehr bemerkt werden. Das Medikament führt scheinbar zur Verbesserung der Symptomatik, aber durch die Blasenentleerungsstörung kommt es über kurz oder lang zu einem Rückstau und zu Infekten mit Weiterverbreitung in den ganzen Körper (Urosepsis) über weitgestellte Blutgefäße.

Durch die rein medikamentöse Behandlung werden bei der Standardtherapie fatalerweise die so vielfältigen, teils sehr persönlichen Gründe für Blasenstörungen ignoriert, und es ist kein Wunder, dass die Behandlung oft nicht nachhaltig wirkt. Viel erfolgversprechender ist eine kausale Therapie, die die Ursache der Erkrankung bekämpft.

Ziel einer neuen kausalen Therapie ist es, das körperliche und psychische Reaktionsmuster zu verstehen, das zur Symptomatik geführt hat, und danach einfühlsam ein individuelles Behandlungsprogramm zu erstellen. Das bedeutet, so manche Verspannung „wegzuturnen“ und „wegzudenken“, Konflikte zu klären, unterstützt durch Schleimhautpflege mit Kräutern, Wärmeanwendungen, Symbioselenkung (mikrobiologische Therapie oder Darmsanierung), Immunstimulation und Entspannungsverfahren.

Loslassen!

Wie Sie gesehen haben, hat eine Blasensymptomatik nur zu einem kleinen Teil mit einer „schwachen Blase“ zu tun – was immer das heißen mag –, oder mit einem schwachen Blasenboden. Viel häufiger geht es um Fehlsteuerungen durch anatomische Besonderheiten im Umgebungsbereich der Blase und um funktionelle Störungen und Verhaltensmuster (oft unbewusst) durch psychosomatische Körperreaktionen.

Da viele Körperreaktionen in diesem Bereich Verspannungsreaktionen sind, geht es bei der Therapie im wahrsten Sinne des Wortes letztlich häufig ums Loslassen, und dies eben auch im metaphorischen, symbolischen Sinne: Das Loslassen des Themas, das ohnmächtig, krampfhaft unter Kontrolle gehalten werden soll.

Nach dem biopsychosozialen Modell muss allen Behandlern klar sein, dass eine ausschließlich organzentrierte Therapie keinem Menschen gerecht wird. Die seelische Not hinter dem Symptom muss gefunden und gewürdigt werden. Unsere Gedanken prägen und lenken unser Tun und unsere Vorstellungen – bei Ärztinnen und Ärzten genauso wie bei Patientinnen und Patienten. Die Patientin bleibt letztlich immer ihre eigene Therapeutin, die mit ihrer Intuition die ärztlichen Vorschläge wertet und nach ihrem Empfinden aufgreift oder auch nicht. Dieses Recht muss bestehen bleiben.

Sie selbst sind die Chefin Ihres Lebens – und Ihrer Blase!

Das vorliegende Buch gibt Ihnen ein Übungsprogramm an die Hand, mit dem Sie nach gründlicher Vordiagnostik der Ursachen für Restharn, Reizblasensymptomatik, Blasenentleerungsstörungen und Unterbauchschmerz gezielt neues Verhalten erarbeiten können. Unterstützen Sie Ihren Körper durch verständnisvollen und schonenden Umgang mit sich selbst. Lassen Sie sich dabei von Ihrer Gynäkologin und ihrem Urologen unterstützen.

Tipps und Tricks

Nach Durcharbeiten dieses Buches haben Sie das von Sabine Irmer entwickelte Übungsprogramm mit Urotherapie erlernt, um Ihre Blase zu steuern. Denken Sie daran, Ihre Blase immer gründlich zu entleeren, aber gönnen Sie ihr auch eine Füllungsphase, damit sie nicht schrumpft und dann bei schon kleinsten Urinmengen stört.

Nach Rücksprache mit Ihrem Gynäkologen oder Ihrer Gynäkologin können Sie bei Bedarf auch eine lokale Hormonsubstitution (in Hormonmangelzeiten, im Klimakterium, bei Anwendung von Gestagenspiralen) über die Scheide in Betracht ziehen, zweimal pro Woche reicht dies meistens.

Hier ein paar weitere hilfreiche Tipps für eine starke Blase:

- Pflegen Sie Ihre Blase mit warmen basischen Kräutertees, denn Säure reizt die Schleimhäute. Trinken Sie bevorzugt warme Getränke (wärmer als Zimmertemperatur), denn kalte Getränke verspannen den Blasenauslass genauso wie kalte Füße. (Ein Rezept für einen Blasen- und Nierentee finden Sie im Anhang; Anm. d. Autorin)
- Gönnen Sie sich als Entspannungsverfahren Eukalyptusölkompressen mit Wärmflasche. Neben der lokalen Entspannung des Blasenauslasses führt dies über Reflexzonentherapie (Head'sche Zonen) zu einer verbesserten Durchblutung der Blasenschleimhaut.

- Wenn Sie immer nach dem Geschlechtsverkehr Harnwegsinfekte haben, duschen Sie vor dem Sex zur Keimverdünnung im Genitalbereich mit warmem Wasser die Scheide aus (keine Seife oder Desinfektionsmittel), nach dem Sex entleeren Sie die Blase sehr gewissenhaft, denn Restharn begünstigt Bakterienwachstum. Trinken Sie am Folgetag einen ganzen Liter warmen Tee auf einmal, als wollten Sie einen „Hochdruckreiniger" durch die Blase „jagen".
- Manchmal ist neben den erlernten Lockerungsübungen zusätzlich noch eine osteopathische Behandlung erforderlich, um zunächst die verspannten und „verfilzten" Gewebestrukturen im Blasenauslassbereich zu lösen.
- Denken Sie immer auch an Ihre zarte Seele: Sie brauchen Auszeiten, einen regelmäßigen Lebensrhythmus, gesunde Ernährung und eine gesunde Darmflora (auch sie scheint neben dem immunstimulativen Effekt eine Wirkung auf die Psyche zu haben). Manchmal ist es nötig, sich eine kompetente Psychotherapeutin zu suchen, um den zugrunde liegenden Spannungskonflikt zu lösen, der die Symptomatik in Gang hält.

Auf diesen Wegen profitiert langfristig Ihr ganzes System – Leib und Seele – und Sie kehren zu einer guten Schwingung zurück. Ich wünsche Ihnen viel Erfolg dabei!

Dr. Monika Leiße-Stankoweit

Das Uro-Gyn-Puzzle: 9 „Puzzleteile“ für eine gesunde Blasenfunktion

Puzzeln Sie gern oder haben Sie es vielleicht als Kind getan? Dann wissen Sie, wie unbefriedigend es sich anfühlt, wenn ein Teil fehlt. Das Puzzle ist nicht komplett, weil das wunderbare „Klick“ des letzten Teils fehlt. Der ganze Spaß ist dahin. Statt des Glücksgefühls, etwas fertiggestellt zu haben, machen sich Unbehagen und Unruhe breit.

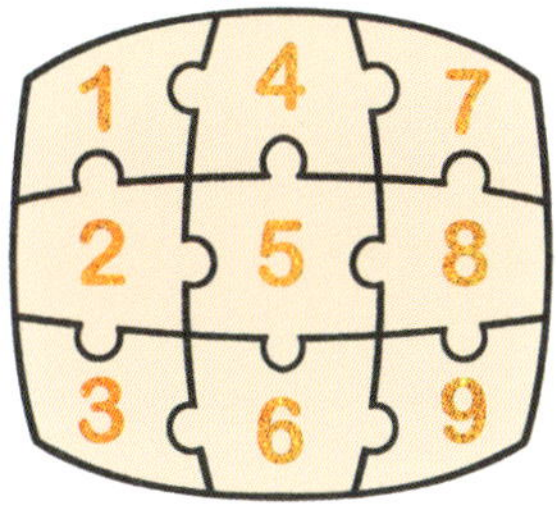

Ihrer Blase geht es genauso, wenn ein Bereich im Körper – also ein Puzzleteil – sich nicht ins System Ihres Organismus einfügt oder nicht gut arbeitet. In meinem Uro-Gyn-Puzzle steht jedes Puzzleteil für einen Bereich im Körper, den eine funktionierende Blase benötigt.

Wenn Sie unter einer „Reizblase“, wiederkehrenden Blasenentzündungen, Inkontinenz, Kreuzbeschwerden oder Unterbauchspannung leiden, läuft es in einem oder mehreren Bereichen Ihres Körpers nicht rund. Sie haben ja in der Einleitung gelesen, welche fern von der Blase liegenden Körperregionen auf die Blasenfunktionen Einfluss nehmen.

Horchen Sie beim Lesen der Erläuterungen zu den einzelnen Puzzleteilen in sich hinein. Welcher Bereich Ihres Körpers ist es, der mehr Aufmerksamkeit und Unterstützung benötigt? Die Antwort auf diese Frage könnte der Schlüssel sein, um Ihre Blasenfunktion zu unterstützen und zukünftig ohne Blasenbeschwerden Ihr Leben selbstbestimmt zu leben.

Hinter dem Uro-Gyn-Puzzle verbirgt sich meine ganzheitliche Sichtweise, um die Blase in Balance zu bringen:

1. Die Schließ- und Beckenbodeneinheit von Blase und Darm – funktional und mental
2. Eine aufrechte aktive Körperhaltung mit natürlicher Lendenlordose
3. Eine gute Beweglichkeit in der Oberkörper-Unterkörper-Verbindung
4. Ein funktionierender Parasympathikus, der die Blasenentleerung steuert

5. Das Zusammenspiel von Stimmritze und Zwerchfell mit den Bauchmuskeln und dem Beckenboden
6. Der Schutz des unteren Rückens durch die Tiefenmuskulatur der Lendenwirbelsäule
7. Eine kräftige tiefe und äußere Hüftmuskulatur mit positivem Einfluss auf den Beckenboden
8. Eine gute Durchblutung der Beinnerven und Beinvenen
9. Ein funktionierender M. Psoas, der den Ober- und Unterkörper verbindet

Was es mit diesen Puzzleteilen in Bezug auf Ihre Blase auf sich hat oder haben kann, schauen wir uns im Folgenden genauer an.

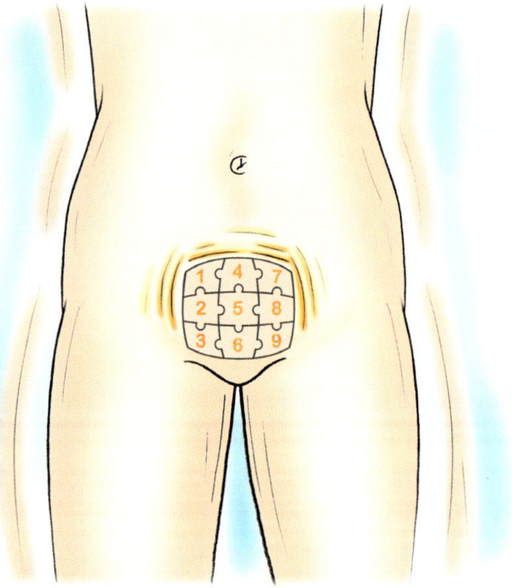

Puzzleteil 1: Schließ- und Beckenbodeneinheit von Blase und Darm – funktional und mental

Denken Sie einmal an Ihr Lieblingsessen, wie der Duft Ihre Begeisterung weckt und Ihnen sprichwörtlich das „Wasser im Munde zusammenläuft“. Allein die Vorstellung der köstlichen Speise stimuliert bestimmte Hirnareale, die Ihrem Körper signalisieren, „Gleich gibt es etwas Leckeres“. Wir schaffen es aber, uns zurückzuhalten und abzuwarten, bis wir zu Hause am gedeckten Tisch sitzen.

Was beim Essen gelingt, klappt aber beim Wasserlassen leider oft nicht: So mancher Blase fällt es schwer, sich zu beherrschen. Wenn das Gehirn signalisiert: „Gleich darfst du loslassen, die Toilette ist nah“, drängelt sie. Es kann passieren, dass sie

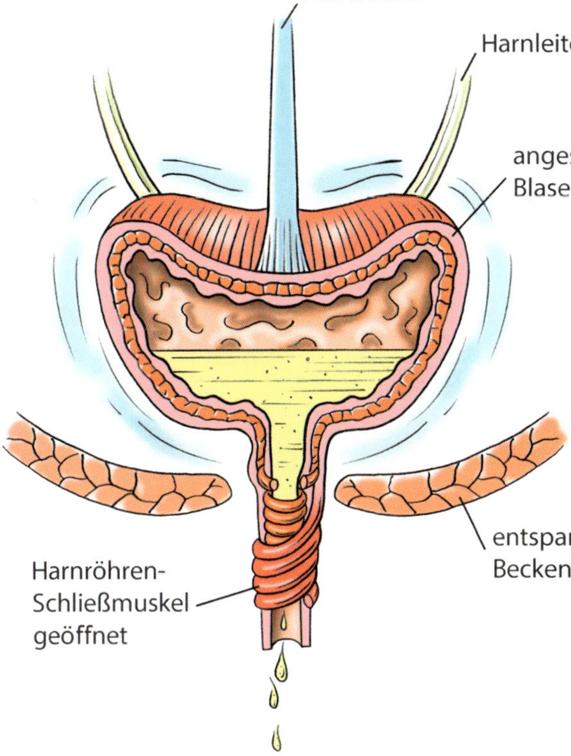

frühzeitig ihren Blasenauslass öffnet. Kurz vor dem Erreichen der Toilette kommt es dann schon zum unerwünschten Kontrollverlust. Es fehlt in diesem Augenblick das willentliche Anspannen und die mentale Stärke, um den Harn zurückzuhalten. In diesem Fall sprechen wir von einer Last-Minute-Inkontinenz.

Auf der anderen Seite gibt es Frauen, denen es schwerfällt, auf öffentlichen oder fremden Toiletten mental „loszulassen". Sie schaffen es dann auch nicht, den Beckenboden zu entspannen und damit die Blase gut zu entleeren. Es kommt zu einer unbewussten Harnzurückhaltung und damit zu Restharn. Mit gezielten Verhaltensschulungen und Koordinationsübungen für funktionierende Schließ- und Beckenbodenmuskeln gewinnen Sie die Kontrolle zurück.

Haben Sie Ihre Blase im Griff oder ist es eher umgekehrt?

Solche Probleme kennen Sie nicht? Dann schätzen Sie sich glücklich. Ihre Blase funktioniert also, wie sie soll. Falls Sie sich aber im Text sehr wiedergefunden haben, sind für Sie besonders die Standübungen für den Unterkörper und die Bodenübungen der Wochen 2, 5 und 6 wichtig: Mit mentaler Stärke werden Sie wieder die Chefin über Ihre Blase.

Puzzleteil 2: Aufrechte aktive Körperhaltung mit natürlicher Lendenlordose

In einer aufrechten aktiven Körperhaltung stehen die Körpersegmente neutral übereinander. Habe ich ein Hohlkreuz oder nicht? Das fragen mich die Teilnehmerinnen in meinen Kursen häufig, wenn es um die individuelle Becken-Lenden-Stellung geht. Was oft für ein Hohlkreuz gehalten wird, ist meist eine leichte Krümmung der Lendenwirbelsäule nach innen, die ganz normal ist. Sie schützt unsere Wirbel und dient sozusagen als Stoßdämpfer im Alltag. Wir benötigen sie, um aufrecht durchs Leben zu gehen.

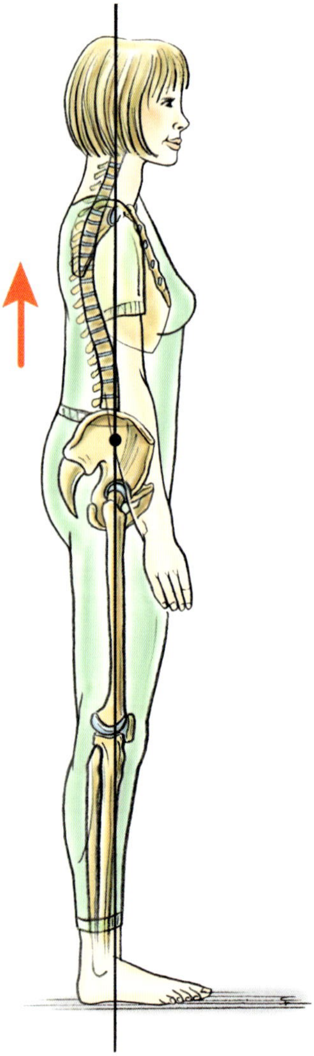

Wirbelsäulenaufrichtung mit neutraler Lenden-Becken-Region

Es gibt Frauen, die unbewusst gebeugt gehen, weil sie befürchten, aufzufallen oder gar arrogant zu wirken, wenn sie sehr aufrecht gehen. Dabei benötigt Ihre Blase auch den aufrechten Gang und den damit gewonnenen Freiraum im kleinen Becken.

Von einer gesunden Wirbelsäulenaufrichtung mit neutraler Becken-Lenden-Region durch die muskuläre Aktivität profitieren nicht nur der Beckenboden und die Blase, sondern auch unser Stoffwechsel. Sogar die Mikrozirkulation der Gelenke mit Knorpel, Kapseln und Bandscheiben funktioniert besser.

Fragen Sie sich, ob Sie eine verstärkte Hohlkreuzbildung haben?

Haben Sie Reizblasenbeschwerden und eine unsichere Kontinenz?

Falls Sie diese Fragen mit Ja beantwortet haben, sind für Sie die Übungen der Woche 1 besonders wichtig/hilfreich.

Puzzleteil 3: Gute Beweglichkeit in der Oberkörper-Unterkörper-Verbindung

Oberkörper und Unterkörper stehen über Muskel- und Nervenketten miteinander in Verbindung, die sich gegenseitig beeinflussen. Daher ist es häufig der Fall, dass Symptom und Ursache weit auseinanderliegen. So kann ein unbeweglicher Schultergürtel zum Beispiel die Blase genauso beeinträchtigen wie schwache tiefe Hüftmuskeln. Für eine gut funktionierende Blase benötigen wir daher in beiden Körperregionen eine gute Wahrnehmung. Der Unterkörper hat natürlich auch seinen wichtigen Platz im Training, er ist jedoch abhängig vom Oberkörper.

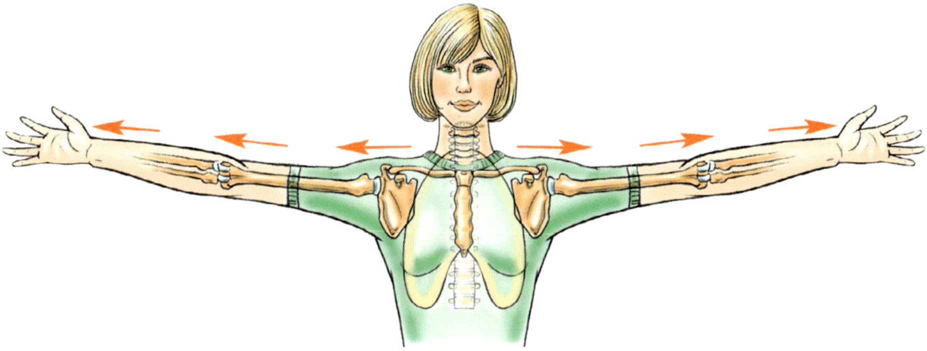

Ein beweglicher Schultergürtel harmonisiert das zentrale Nervensystem

Im Oberkörper finden wichtige Prozesse statt:

- Der Herz-Lungen-Kreislauf als rhythmisches System hat hier sein Zuhause. Fühlt sich Ihre Einatmung eher anstrengend an und Sie müssen viel Willenskraft dafür aufbringen, weil Sie verkürzte Brust- und schräge Bauchmuskeln haben? Dehnungsreize sowie Brustkorb-Rotation fördern Ihren natürlichen Atemrhythmus. Die Einatmung fühlt sich leichter an. Das bringt Ruhe in Ihre Blase.
- Die sogenannten Reflexzonen – Augen- und Stirnpartie sowie Kiefergelenksystem – haben Einfluss auf die Schließ- und Beckenbodeneinheit. Gezielte Entspannungsübungen in diesem Bereich unterstützen auch die Blase.
- Die Beweglichkeit des Schultergürtels nimmt einen großen Stellenwert für die Entspannung des Körpers und die Harmonisierung des Nervensystems ein. Wenn Sie hier eine „Bremse“ spüren, kann das auch die Blase beeinträchtigen.
- Die Nackenbeuger üben zusätzlich Druck auf die Blase aus. Wer viel sitzt und hier zu Verspannungen neigt, belastet auch die Beckenorgane und den Beckenboden. Übungen für die Nackenregion und Kopfhaltung sind deshalb sehr hilfreich und Teil des Trainings.

- Nicht zuletzt geht es um die mentale Leistungsfähigkeit im Kopf. Das Gehirn steuert die Blase. Was trauen Sie Ihrer Blase zu? Wollen Sie sie beschützen bzw. entlasten mit vorsorglichen Toilettengängen? Daran gewöhnt sich die Blase und entfaltet so nicht mehr ihr volles Potenzial. Es ist ähnlich wie in der Kindererziehung oder der Mitarbeiterführung: Wer nicht gefordert wird und wenig Zutrauen erfährt, bemüht sich weniger.

Wünschen Sie sich Wohlbefinden und Beweglichkeit in der Brustkorb-Schulter-Nackenregion?

Haben Sie Reizblasenbeschwerden?

Haben Sie wiederkehrende Blasenentzündungen?

Falls Sie sich im Text wiedererkannt haben, sind für Sie besonders die Standübungen mit dem Schwerpunkt Oberkörper und die Bodenübungen der Wochen 2, 3 und 5 wichtig.

Puzzleteil 4: Gute Funktionsweise des Parasympathikus, der die Blasenentleerung steuert

Familie, Partnerschaft, Beruf und selbst die Freizeit können Dauerstress auslösen. Ihr Körper sendet Signale, doch Sie hören sie nicht. Es ist einfach zu laut in Ihrem Alltag.

Sorgen und Überlastung gehen auch an Ihrer Blase nicht spurlos vorbei. Es gibt Menschen, die aufgrund des Drucks von außen unter kontinuierlicher Anspannung stehen, sozusagen von Kopf bis Fuß. Die Blase und die Nieren als Teil eines selbstregulierenden Systems können sich dem nicht entziehen. Ist die Blase andauernd nerval überlastet, so entspannt sie sich irgendwann gar nicht mehr während des Speicherns und spannt sich während der Entleerung nicht mehr an – ein unbewusster Prozess. Sie steht im Prinzip unter Dauerspannung – und mal ehrlich, wer mag das schon?

Haben Sie das Gefühl, etwas mehr Entspannung für Ihre Blase wäre angebracht?

Wenn Sie diese Frage bejahen, dann sind für Sie besonders die Standübungen für den Oberkörper der Wochen 2 und 3 und die Bodenübungen der Woche 3 wichtig.

Puzzleteil 5: Zusammenspiel von Stimmritze und Zwerchfell mit den Bauchmuskeln und dem Beckenboden

Hat Sie schon einmal jemand zum Spaß erschreckt? Dann haben Sie in diesem Moment bestimmt den Atem angehalten, wie die meisten Menschen das tun. Niemand reißt bei Stress oder in einer Belastungssituation den Mund auf, sondern wir beißen eher die Zähne zusammen.

Derartige einmalige Erlebnisse kann unser Körper im Nervensystem gut verarbeiten. Im Fall von Dauerstress und Überanspannung aber lässt die Muskulatur an Ober- und Unterkiefer auch im Ruhezustand nicht mehr locker. Selbst im Schlaf knirschen wir dann mit den Zähnen und wachen am nächsten Morgen mit verspannter Kaumuskulatur auf. Auch eine Fehlhaltung von Kopf oder Kiefer sowie Implantate können sich auf den Atemfluss auswirken.

Diese möglichen Ursachen können zu einer Verengung der Stimmritze führen, dem Spalt zwischen den Stimmbändern, sodass der Atem unbewusst unter Anspannung der Kieferregion mehrfach angehalten wird oder es zu einer Pressatmung kommt. Diese Spannung überträgt sich auf das Zwerchfell und von dort auf den Bauchinnendruck und damit auf die Blase.

Zudem können eine Erhöhung des Bauchinnendrucks – etwa durch eine Bauch-rein-Brust-raus-Haltung – sowie Blähungen, Verstopfung, Hämorrhoiden, gynäkologische Prozesse, Schwangerschaft oder eine gebeugte Körperhaltung zu einer Spannungserhöhung des Beckenbodens führen. In der Rückkoppelung sind dann auch das Zwerchfell und die Stimmritze betroffen. Das Zwerchfell wird in seiner Aktivität blockiert und verspannt über die Muskelketten des Beckenbodens. Das kann dann auch die Blase nicht mehr ignorieren und sie rebelliert.

Halten Sie öfter unter Zeitdruck den Atem an?

Knirschen Sie nachts mit den Zähnen?

Spüren Sie öfter, dass Ihre Kaumuskulatur durch Stressreize angespannt ist?

Haben Sie häufig eine heisere Stimme?

Bei einem Ja auf diese Fragen sind für Sie die Übungen der Wochen 3 und 5 wichtig.

Puzzleteil 6: Schutz des unteren Rückens durch die Tiefenmuskulatur der Lendenwirbelsäule

Sie tragen ein Gewicht, und die Lendenwirbelsäule und das Iliosakralgelenk (ISG-Gelenk; Verbindung zwischen Kreuzbein und Darmbein im Beckenbereich) beschweren sich? Greifen Sie sich öfter an den Rücken, weil er schmerzt? Dann funktioniert die Tiefenmuskulatur der Lendenwirbelsäule nicht ausreichend und es fehlt manchmal sogar die Stabilität in einzelnen Segmenten der Lendenwirbelsäule. Dies ist häufig Ursache für eine Beckenbodenschwäche und für Blasenbeschwerden. Ignorieren Sie die Symptome, kann es auch zu einer Beckenboden- und Organsenkung kommen.

Viele Frauen gehen den Weg des geringsten Widerstands und vermeiden das Tragen von Wäschekorb und Co. Das reicht Ihrer Blase und dem Beckenboden aber nicht dauerhaft. Die Blase benötigt eine stabile tiefe Beckenbodenschicht, eine funktionierende tiefliegende Rücken- und Bauchmuskulatur sowie Zwerchfellaktivität, damit sie während ihrer Speicherzeit Halt und Sicherheit hat. Dann wird eine Anspannung im Blasenhals überflüssig, die einen permanenten Reizzustand hervorrufen kann. Der Harndrang wird gestoppt.

Sind Sie nicht so belastbar im unteren Rücken?

Haben Sie Senkungsgefühle?

Haben Sie frühzeitigen Harndrang?

Wenn Sie sich im Text wiedergefunden haben, sind die Übungen der Wochen 1 und 5 für Sie empfehlenswert.

Puzzleteil 7: Kräftige tiefe und äußere Hüftmuskeln mit positivem Einfluss auf den Beckenboden

Stehen Sie mit beiden Beinen im Leben oder kippen Sie eher auf die eine oder andere Seite? Das kommt in einem Team nie gut an. Die Blase weiß dann nicht, für welches Hüftgelenk sie nun „Partei ergreifen" soll. Als Einbeiner belasten Sie das Becken und die Lendenwirbelsäule ungleichmäßig und fördern eine instabile Becken-Lenden-Region. Das Ergebnis ist zudem eine muskuläre Überforderung. Verspannungen machen sich bemerkbar. Die Blase benötigt jedoch die neutrale Becken-Lenden-Region und bevorzugt stabile Zweibeiner mit gestreckten Hüftgelenken. Für ein stabiles Becken ist die große Gesäßmuskulatur als äußere Hüftmuskulatur verantwortlich.

Dass viele Frauen dennoch eher als Einbeiner in klassisch eleganter Modelhaltung durchs Leben gehen, liegt häufig an einer angespannten inneren Oberschenkelmuskulatur und schwachen tiefen Hüftmuskeln. Dadurch fällt ihnen das Ausdrehen der Oberschenkelknochen im Hüftgelenk schwer, und es fehlt das Gefühl für eine neutrale Beckenstellung.

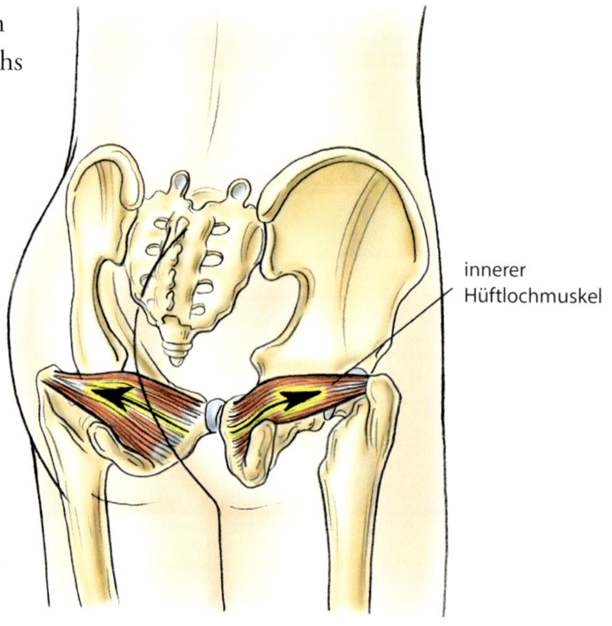

Ein Stand auf beiden Beinen mit bewusstem Bodenkontakt strahlt zudem mehr Selbstbewusstsein und

Sicherheit aus. Mit einem stabilen Stand signalisieren Sie Ihrem Umfeld und besonders Ihrem Gehirn: „Alles in Ordnung, ich habe alles im Griff." Diese Signale gibt das Gehirn an andere Körperregionen weiter und alle fühlen sich wohl und können Anspannungen loslassen. Ein stabiler Stand stärkt unseren Körper daher auch auf mentaler Ebene.

Sind Sie oft ein Einbeiner?

Könnte Ihr Becken bei längerem Stehen stabiler sein?

Haben Sie beim Husten oder Niesen Kontrollverluste?

Haben Sie häufigen Harndrang?

Wenn Sie mit einem Ja geantwortet haben, sind für Sie alle Standübungen für den Unterkörper und die Übungen der Woche 1 wichtig.

Puzzleteil 8: Gute Durchblutung der Beinnerven und Beinvenen

In meinen Kursen sind oft auch Frauen mit Blasensymptomen, die über kalte und geschwollene Füße sowie schwere Beine klagen. Die Überraschung ist groß, wenn sie erfahren, dass die Ursache vermutlich in einer schwachen Becken-Lenden-Region liegt. Die Lendenwirbelsäule ist nämlich der nervale Chef der Beine und der Blase, der die Durchblutung und Steuerung reguliert. Wenn hier die Steuerung nicht klappt, ist es in den Beinen wie beim Stau auf der Autobahn. Der Verkehr, also unser Blut, kommt nur zäh voran, und zwar in beide Richtungen. Dann rebelliert auch die Blase. Fazit: Beugende und streckende Muskeln im Rumpf sowie in den Beinen müssen gleichermaßen trainiert werden.

Unterschätzt werden besonders die Füße, die Teil dieses Blutkreislaufs sind. Damit das Blut von der Lendenwirbelsäule über die Beine in die Füße – und auch

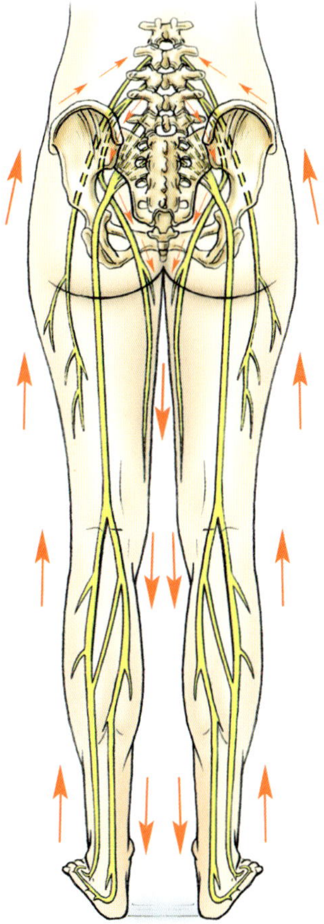

Gute Durchblutung von der Lendenwirbelsäule (LWS) zu den Beinnerven und zurück

wieder zurück! – fließen kann, ist die Versorgung mit ausreichend Flüssigkeit enorm wichtig. Wenn Sie Ihre Blase bisher durch wenig Trinken entlasten wollten, sollten Sie sich umstellen und genug trinken, also etwa zwei Liter Wasser pro Tag.

Haben Sie Beschwerden im unteren Rücken?

Haben Sie öfter kalte Füße?

Fehlt Ihren Beinen eine gute Durchblutung?

Haben Sie wiederkehrende Blasenentzündungen?

Wenn Sie eine oder mehrere dieser Fragen mit „Ja" beantworten, sind für Sie die Standübungen für den Unterkörper besonders wichtig sowie die Übungen der Woche 3.

Puzzleteil 9: Funktionierender Psoas, der den Ober- und Unterkörper verbindet

Einer unserer wichtigsten Skelettmuskeln ist der große Lendenmuskel. Der Einfachheit halber bezeichne ich ihn im Programm als Psoas. Auf den ersten Blick sieht man seine einzigartige Verbindung zwischen Ober- und Unterkörper.

Als tiefliegender großer Lendenmuskel beschützt er den Beckenboden, indem er Druck von oben abfängt. Er verbindet die Lendenwirbelsäule mit den Beinen und verläuft senkrecht von der Wirbelsäule zum Bein und diagonal über das Becken bis zum Oberschenkelknochen unterhalb des Hüftgelenks. Als zentraler Rumpfmuskel ist er den Knochen und Muskeln des Oberschenkels übergeordnet.

Der Psoas funktioniert stets im Team und ist Teil des *Musculus iliopsoas*. Auch für die Hüftbeugung wird seine Unterstützung benötigt, wobei hier der Hauptakteur der Darmbeinmuskel (*Musculus iliacus*) ist. Er zieht im Hintergrund die Fäden, massiert

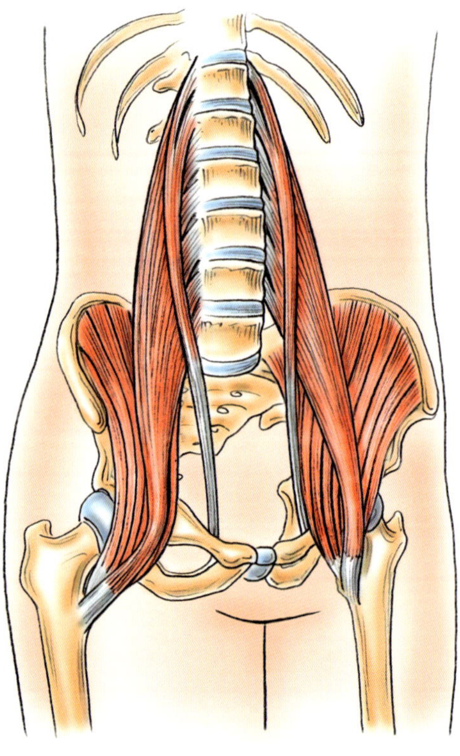

M. Iliopsoas

und stimuliert die Nieren, Blase und Darm, wenn wir uns bewegen oder auch nur atmen.

Sogar am „Solarplexus" (Energie- und Nervenzentrum) um den Nabel herum gibt es einen Knotenpunkt des Psoas mit dem Zwerchfell, hier spinnt das vegetative Nervensystem seine Fäden, auch zur Blase. Man nennt ihn auch den „Seelenmuskel", da er eine Rolle bei der Verbindung von Körper und Geist spielt.

Dieser Tausendsassa ist jedoch auch empfindlich: Monotones Sitzen und seelische Belastungen verkürzen, verspannen und erschöpfen ihn. Eine Hyperlordose (verstärktes Hohlkreuz) als Fehlhaltung kann die Folge sein.

Das hat auch Konsequenzen für den Beckenboden. Die Folgen sind eine Fehlanspannung und Fehlbelastung der Schließ- und Beckenbodeneinheit, die dann eine fehlende Stabilisierung der Lendenwirbelsäule ausgleichen muss. Die Blasenauslass-Koordination kann dadurch gestört sein.

Sitzen Sie viel oder schlafen Sie mit unter Ihrem Bauch angewinkelten Beinen?

Haben Sie Schwierigkeiten beim Strecken der Hüftgelenke?

Haben Sie häufig Harndrang?

Haben Sie Schwierigkeiten, Ihre Blase gut zu entleeren?

Wenn Sie sich im Text wiedergefunden haben, sind die Standübungen für den Unter- und Oberkörper und die Bodenübung der Woche 4 für Sie besonders wichtig.

Das 6-Wochen-Programm für die Blase

Das Training ist ein ganzheitliches urotherapeutisches Verhaltens- und Übungsprogramm. Es spricht die mentale und die physische Ebene an. Sie lernen, wie Sie bestimmte Körperregionen aktivieren und beleben und damit Ihre Blase wieder fit machen und fit halten.

Neben den Stand- und Bodenübungen und dem täglichen Core-Check enthält das Programm auch grundlegende Basisübungen und Körperreisen. Verstehen Sie diese bitte als Einladung, in Ihren Körper hineinzuhorchen oder hineinzufühlen. Nutzen Sie beides als wertvolles, bewusstes Wahrnehmen. Nutzen Sie auch die uns Menschen gegebene Vorstellungskraft! Dabei geht es vor allem um die Wahrnehmung Ihrer Körperhaltung mit neutraler Becken-Lenden-Region, der oberflächlichen und tiefliegenden Bauchmuskulatur an der Bauchwand sowie der drei Beckenbodenregionen.

Entwickeln Sie generell Achtsamkeit für die eigenen Bedürfnisse und stellen Sie sich folgende Fragen: Wieviel Anspannung ist für meine Schließ- und Beckenbodeneinheit überhaupt gut und sinnvoll? Habe ich im Alltag eine zu hohe Muskelspannung in meinem Körper? Wo macht sich eventuell Dauerstress in meinem Körper bemerkbar?

Genießen Sie das gute Gefühl, Ihren Beckenboden im Dammpunkt zu entdecken. Auch Ihr Energielevel wird von einer verbesserten Körperwahrnehmung profitieren. Zu trainieren brauchen Sie Ihren Beckenboden in meinem Programm nicht.

So gehts: Sie beginnen in Woche 1 mit einer bestimmten Kombination von Stand- und Bodenübungen. Jede Woche kommen weitere hinzu, sodass Sie am Ende der sechs Wochen alle 26 Stand- und neun Bodenübungen durcharbeiten können. Für eine komplette Übungseinheit mit allen Stand- und Bodenübungen nach sechs Wochen genügen schon 30 Minuten. Schön wäre es, wenn Sie die Übungen zweimal wöchentlich durchführen. Dann werden Sie einen guten Erfolg erzielen und merken, dass Ihre Blasenfunktion ins Gleichgewicht kommt.

Wenn Sie sich die Puzzleteile 1 bis 9 angesehen haben, ahnen Sie bestimmt schon, welches Puzzleteil speziell für Sie interessant sein könnte. Das ist sehr gut, denn es zeigt, dass Sie eine gute Körperwahrnehmung haben. Dennoch bitte ich Sie, die Übungsabfolge genau in der vorgegebenen Reihenfolge durchzuführen. Die Übungseinheiten bauen aufeinander auf und ergänzen einander.

Bereits mehr als 3000 Frauen haben mit diesem 6-Wochen-Programm wieder die Kontrolle über ihre Blase gewonnen. Sie schaffen das auch!

Eine Bitte: Auch wenn Ihnen die Übungen zu einfach erscheinen – zum Beispiel wird die Atemwahrnehmung in ihrer Bedeutung oft unterschätzt – führen Sie sie trotzdem durch. Jede Übung hat eine bestimmte Wirkung auf Ihren Körper und Ihre Blase profitiert davon.

Die Übungen führen Sie am besten in bequemer Kleidung durch. Außerdem benötigen Sie folgende Hilfsmittel:

- eine Gymnastikmatte oder Decke
- einen Stuhl oder Hocker
- optional ein kleines Kopfkissen
- einen größeren Luftballon
- ein festes Keilkissen oder eine Badehandtuchrolle
- optional einen kleinen Softball/Tennisball

Im Folgenden möchte ich kurz erläutern, was das Besondere an den Stand- und Bodenübungen ist und wie sie am besten durchzuführen sind.

Was macht die Standübungen so besonders?

Einige Übungen entstammen einer ganz anderen Denkweise und Herangehensweise, als wir sie in unserem deutschsprachigen Kulturkreis kennen. Sie sind vor dem Hintergrund der fernöstlichen Herangehensweise einer erfahrungsorientierten Gesundheitslehre entstanden, die vor allem die Lebensenergie – dort Chi genannt – in den Blick nimmt und eine Vielzahl von Bewegungsübungsverfahren umfasst, die helfen, diese Energie wahrzunehmen und für ihr harmonisches Fließen im Körper zu sorgen. Dazu gehört beispielsweise Qi Gong, das dabei hilft, den Körper in seiner Beweglichkeit mit kreisförmigen, weichen und fließenden Bewegungen zu unterstützen. Einiges davon möchte ich gerne mit Ihnen teilen.

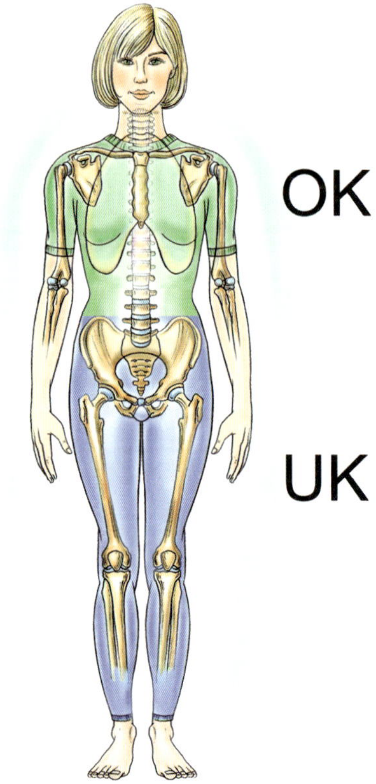

Unterteilung:
Oberkörpergymnastik
Unterkörpergymnastik

Lernen Sie vor Beginn der Standübungen bewusst Kontakt mit dem Boden unter

Ihren Füßen aufzunehmen. Dies unterstützt insgesamt die Wahrnehmung von Sicherheit und Wohlbefinden.

Beugende und streckende Gelenkfunktionen werden durch rhythmisches Aufwärmen der Bein- und Hüftmuskeln ausgleichend trainiert. Dies fördert die Geschmeidigkeit der Faszien – die Bindegewebshüllen, in die die Muskeln eingebettet sind. Ihr weiches, geschmeidiges Funktionieren ist unabdingbare Voraussetzung für eine gute Beweglichkeit.

Auch die Schulung des Gleichgewichts ist ein wichtiges Element der Standübungen.

☞ Wichtig: Im Stand gehört Ihr Becken zu den Beinen.

Das Erlernen der Kraftübertragung mit Kontrolle in den Bewegungsabläufen von Fuß-, Bein- und Hüftmuskeln ist wichtig für ein gutes Funktionieren der Lenden-Beckenregion. Ich sage immer, es wäre wunderbar, wenn jede Frau für ihre Hüftmuskeln eine Ballettstange in ihrem Wohnzimmer hätte, denn durch Übungen an einer solchen Stange wird automatisch die Grundspannung in der tiefen Beckenbodenschicht erhöht und die willentliche Schließ- und Beckenbodenanspannung nimmt ab. Davon profitiert auch die Blasenfunktion.

Die Standübungen sind unterteilt in Oberkörpergymnastik und Unterkörpergymnastik (abgekürzt OK und UK). Sie stehen miteinander in Verbindung und beeinflussen sich gegenseitig. In welcher Körperregion haben Sie Stärken, wo vielleicht auch Schwächen in Bezug auf Beweglichkeit, Kraft und Stabilität? Haben die streckenden Muskeln im Rumpf zu wenig Kraft und Spannung, so nehmen die beugenden Muskeln das Zepter in die Hand; und zwar mit der Tendenz, zu verkürzen und zu viel Spannung aufzubauen. Dies erhöht den Druck auf das Zwerchfell, den Bauchraum, den Beckenboden und die Blase.

Genießen Sie das Wohlgefühl der Dehnung in der Streckung! Ebenso wird die Beweglichkeit in der Hals- und Brustwirbelsäule und die Lockerung der Hand-, Arm-, Schulter -und Nackenmuskeln berücksichtigt und gefördert.

Mein Tipp: Sie können alle Übungen individuell anpassen.

Bei Beckenbodensenkung, Druckgefühl in der Vagina (Scheide), schwachen Rückenmuskeln oder bei Blasendruck muss eventuell bei körperlichen Aktivitäten, bei denen der Schwerpunkt auf dem Unterkörper liegt (Standübungen 1 bis 6 und 34 bis 47) die Schließ- und Beckenbodeneinheit zeitweise angespannt werden, um die Senkung oder Rückenschwäche auszugleichen. Das Gleiche gilt auch für mögliche Blasenkontrollverluste. Alternativ kann dann bei den Grätschpositionen eine kleinere Grätsche oder ein beckenbreiter Stand gewählt werden.

Die Reihenfolge der Standübungen nach sechs Wochen ist eine Empfehlung. Sie können sich gerne Ihre eigene Reihenfolge zusammenstellen. Ich gebe nicht vor, wie oft Sie einzelne Übungen wiederholen sollten. Es reichen kurze Bewegungssequenzen aus. Ich wünsche Ihnen viel Bewegungsfreude.

Alle Standübungen sind grundsätzlich so ausgewählt, dass keine willentliche Anspannung der Schließ- und Beckenbodeneinheit notwendig ist.

Was macht die Bodenübungen so wertvoll?

Mit den Bodenübungen kommen wir zum Herzstück des 6-Wochen-Übungsplans. Hier findet keine Unterteilung zwischen Ober- und Unterkörper mehr statt.

☞ Wichtig: Im Liegen, im Vierfüßlerstand, in Bauchlage usw. gehört Ihr Becken zur Wirbelsäule.

Optimalerweise kombinieren Sie die Stand- und Bodenübungen, um das Beste für Ihre Blase herauszuholen. Aber es gibt Tage, da reicht die Zeit nicht. Dann legen Sie bitte den Schwerpunkt auf die Bodenübungen, die die Themen aller neun Puzzleteile umfassen. Wenn Sie diese regelmäßig durchführen, tun Sie schon viel für Ihre Blase.

Ein großer Vorteil ist die geringe Schwerkrafteinwirkung auf den Körper am Boden. Dadurch ist es möglich, in Rückenlage die geraden Bauch- und Brustmuskeln zu entspannen. Zudem können Fehlhaltungen in Rückenlage, in Seitlagen oder im Vierfüßlerstand leichter erspürt und verbessert werden.

Außerdem werden der Beckenboden und die Beckenorgane, etwa im Unterarmstütz, entlastet. In dieser Position kann die Reaktionsfähigkeit der Schließ- und Beckenbodeneinheit getestet werden, zum Beispiel mit dem Hustentest. Sie spüren in der Dammregion, ob Ihr Beckenboden „anspringt“ oder seinen Einsatz verpasst. So bekommen Sie Schritt für Schritt wieder Sicherheit und Vertrauen in Bezug auf die Beckenboden- und Blasenfunktion.

Ein weiterer Vorteil der Übungen am Boden ist die Kräftigung der tiefen Hüftmuskulatur, ohne darauf achten zu müssen, das Gleichgewicht zu behalten. Gerade für ältere Frauen, für die das Gleichgewicht oft eine große Herausforderung ist, bieten sich die Bodenübungen an. Sie lassen sich sogar wunderbar im Bett durchführen, noch vor dem Aufstehen.

Die Bodenübungen sind außerdem ideal, um individuell ein Gespür für den Rumpf zu entwickeln und rumpforientierter zu werden. Allein das Bewusstsein, dass der Beckenboden gefühlt zum Rumpf gehört, führt bei vielen meiner Kursteilnehmerinnen oft zu einem Aha-Effekt.

Im Folgenden möchte ich kurz auf die zwei Muskelsysteme im Körper eingehen – das tiefe lokale Muskelsystem (Core-System) und das globale Muskelsystem. In den 90er Jahren des 20. Jahrhunderts wurde in Australien entdeckt, dass das tiefe lokale Muskelsystem von großer Bedeutung für eine gute Funktion von Beckenboden und Blase ist. Es gibt keine Trennung zwischen diesen beiden Muskelsystemen, ganz im Gegenteil: Sie arbeiten aufeinander abgestimmt zusammen.

☞ **In der Rückengymnastik ist es allgemein von großem Wert, die unterschiedlichen Muskeln für ihre eigentliche Arbeit und in ihrer eigentlichen Arbeit zu trainieren. Das ist das A und O für die Beckenboden- und Blasenfunktion.**

Tiefes lokales Muskelsystem (Core-System)

- Die lokalen Muskeln gehören zur tiefsten Muskelschicht des Rumpfes.
- Die vier lokalen Muskeln sind: Anteile des Zwerchfells, querer Bauchmuskel (*M. transversus abdominis*), tiefe vielgefiederte Muskeln (*Mm. multifidi*), tiefliegende Beckenbodenschicht (*M. Levator ani*).

Die lokale, segmentale stabilisierende Muskulatur funktioniert als Einheit zusammen. Deshalb sind die lokalen Muskeln der Schlüssel für den Schutz der Lendenwirbelsäule, des Iliosakralgelenks (ISG), der Bauchorgane und des Beckenbodens. Diese wissenschaftliche Erkenntnis ist erfreulich für uns Frauen in Bezug auf die Beckenboden- und Blasenfunktion und bestimmt meine Übungsauswahl. Meiner Erfahrung nach ist das Core-System bei urologischen und urogynäkologischen Beschwerdebildern

Modell: Core-System

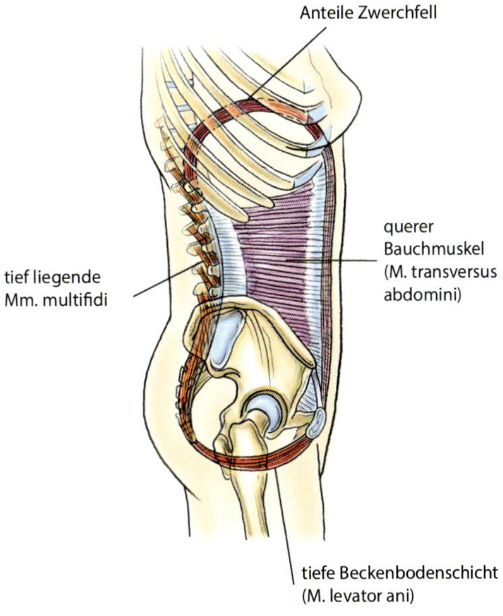

häufig nicht intakt. Es lohnt sich also, den Erfahrungsraum für das Core-System über die Atmung offen und neugierig zu betreten. Durch Vorstellungskraft, Beobachtungsfähigkeit und Sanftmut können wir das Core-System fördern. Ein herkömmliches Training gibt es für das Core-System nicht.

Übungen, die das Core-System unterstützen sind die Basisübung 43 sowie der Core-Check 44–46 der Woche 5.

Globales Muskelsystem: Globale Stabilisatoren und globale Beweger

– Die globalen Stabilisatoren gehören zur mittleren Muskelschicht des Rumpfes.
– Die globalen Stabilisatoren heißen: schräger innerer Bauchmuskel (*M. obliquus internus*), schräger äußerer Bauchmuskel (*M. obliquus externus*), oberflächliche Anteile des vielgefiederten Muskels (*Mm. multifidi*), Dornfortsatzmuskel (*M. spinales*).

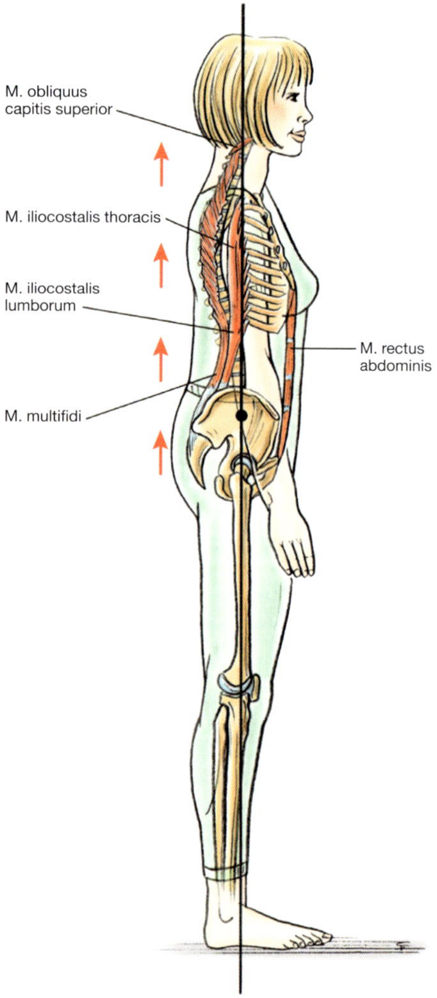

Globales Muskelsystem mit globalen Stabilisatoren und globalen Bewegern

Die globalen Stabilisatoren sind unter anderem für die Haltungs- und Bewegungskontrolle zuständig. Bei einigen Frauen sind die schrägen Bauchmuskeln zu kurz und überaktiv. Dann belasten sie die Unterleibsorgane und den Beckenboden mit Druck nach unten. Urologische und urogynäkologische Beschwerdebilder können sich entwickeln. Sie erfahren im Programm die Standübungen Brustkorb-Rotation und Oberkörper-Twist sowie die Bodenübung Vierfüßler- und Dreifüßlerstütz.

- Die globalen Beweger gehören zur oberflächlichen Muskelschicht des Rumpfes.
- Die globalen Beweger heißen: gerader Bauchmuskel (*M. rectus abdominis*), Gruppe der Rückenstrecker (*M. erector spinae*), viereckiger Lendenmuskel (*M. quadratus lumborum*).

Die globalen Beweger sind unter anderem für die Bewegung im ganzen Bewegungsradius zuständig. Bei einigen Frauen entsteht ein Ungleichgewicht zwischen dem geraden Bauchmuskel und den Rückenstreckern zuungunsten der Gruppe der Rückenstrecker. Dann können sich daraus urologische Beschwerdebilder entwickeln. Die Gruppe der Rückenstrecker ist unter anderem für die gerade aktive Körperhaltung zuständig. Sie erfahren im Programm die Bodenübung Wirbelschlange.

WOCHE 1

Das Traumpaar: Ein starkes Rückgrat für eine gesunde Blasenfunktion

Häufig sind eine verspannte Lumbalfaszie, also die Bindegewebsplatte im unteren Rücken, und schwache Lendenmuskeln die Ursache für ein schwaches Rückgrat. Daraus können sich auch Reizblasenbeschwerden, Blasenentzündungen und Harninkontinenz entwickeln.

Beantworten Sie bitte zu Beginn der Woche 1 folgende Fragen:

- Können Sie einen Wasserkasten oder ein Gepäckstück ohne Beschwerden in der Lendenwirbelsäule (LWS) tragen?
- Hatten Sie in letzter Zeit öfter Schmerzen oder einen Hexenschuss oder einen Bandscheibenvorfall in der LWS?
- Schonen Sie Ihren unteren Rücken, indem Sie körperliche Aktivitäten vermeiden?
- Können Sie auf dem Weg zur Toilette das „Wasser" nicht mehr halten?
- Haben Sie nach einem Wannenbad oder nach dem Schwimmen Probleme, Ihre Blase zu kontrollieren?
- Stehen Sie mehr als zweimal in der Nacht auf, um die Blase zu entleeren?

Wenn Sie mehr als zweimal mit Ja antworten, sollten Sie Ihren unteren Rücken stärken. Das ist Ihr Etappenziel in Woche 1.

Praxisteil in Woche 1

In Woche 1 lernen Sie die ersten zwölf von insgesamt 24 Standübungen kennen. Dabei werden Sie sich der Zweiteilung Ihres Körpers in Ober- und Unterkörper bewusst.

Bei den Übungen mit Schwerpunkt auf dem Unterkörper lenken Sie Ihre Aufmerksamkeit zu Ihren Füßen. Spüren Sie bewusst den Bodenkontakt. Erdung sorgt für Sicherheit und Wohlbefinden. Sie erarbeiten sich in erster Linie Kraft und Stabilität für die Hüftmuskeln, um die Beckenbodenstabilität zu erhöhen. Das wirkt sich positiv auf Ihre Blasenfunktion aus.

Die Übungen mit Schwerpunkt auf dem Oberkörper dienen in erster Linie der Beweglichkeit des Schultergürtels und der Brustkorb-Rotation, um den Beckenboden zu entlasten. Das wirkt sich positiv auf Ihre Beckenboden- und Blasenfunktion aus.

Warum Fehlhaltungen Beckenboden und Blasenfunktion beeinflussen

Ein Beispiel, das die Fehlhaltungsproblematik deutlich macht, ist der Hohl-Rund-Rücken mit „Überhang". Bei dieser Fehlhaltung sind die Lendenwirbelsäule und der Beckenboden dem gesamten Druck im Körper ausgesetzt.

Die betroffenen Frauen befinden sich hinter der Körperschwerkraftlinie und hängen wortwörtlich durch. Das bedeutet: Der Oberkörper wird sichtlich in den Überhang gebracht, die Brustwirbelsäule ist zu sehr gebeugt, das Brustbein sinkt, der Kopf wird nach vorn und der Bauch wird nach außen geschoben. Wird diese Fehlhaltung behoben, ist der Beckenboden vor Überlastung geschützt und Blasenbeschwerden können sich auflösen.

Hier empfiehlt sich der Besuch in einer orthopädischen Praxis oder einer Physiopraxis, die sich auf die Körperhaltung und Fehlhaltungen spezialisiert hat.

Mein Lesetipp:
Karin Albrecht hat mit ihrem Buch „Körperhaltung" einen Meilenstein für die Bewegungswelt gesetzt. Weitere Fehlhaltungen sind dort sehr ausführlich beschrieben. Es ist ein unverzichtbarer Ratgeber für alle Fachkundigen, die physiotherapeutisch, in Rückenschulen oder im Fitnessbereich arbeiten. Aber auch Laien finden hier wertvolle Informationen.

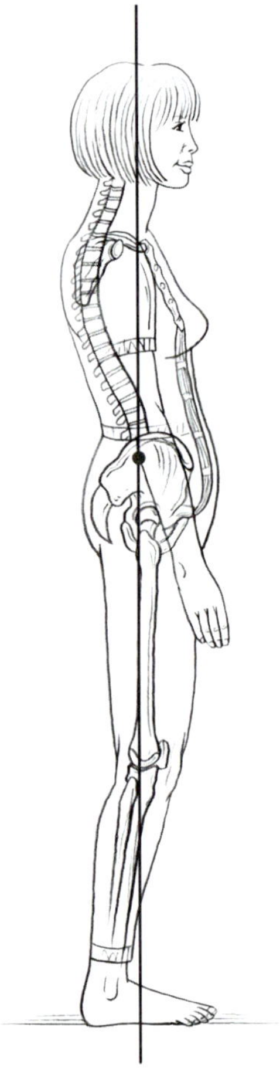

Hohl-Rundrücken mit „Überhang"

10-Punkte-Haltungscheck

Die folgenden Modellzeichnungen dienen zur Orientierung für eine neutrale Körperhaltung in Anlehnung an Karin Albrechts Buch. Bei der aufrechten aktiven Körperhaltung stellt sich die natürliche Form von Wirbelsäule, Gesäß und Bauch ökonomisch der Schwerkraft entgegen. An die Einnahme dieser aufrechten Haltung sollte man sich möglichst individuell und ohne Schmerzen annähern.

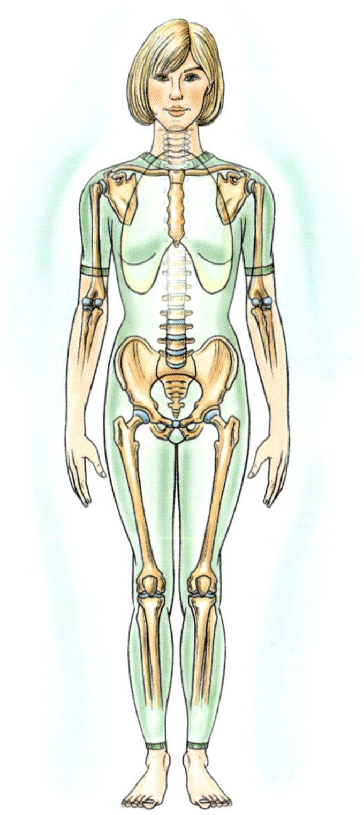

Haltungsaufbau neutrale Körperhaltung von vorne

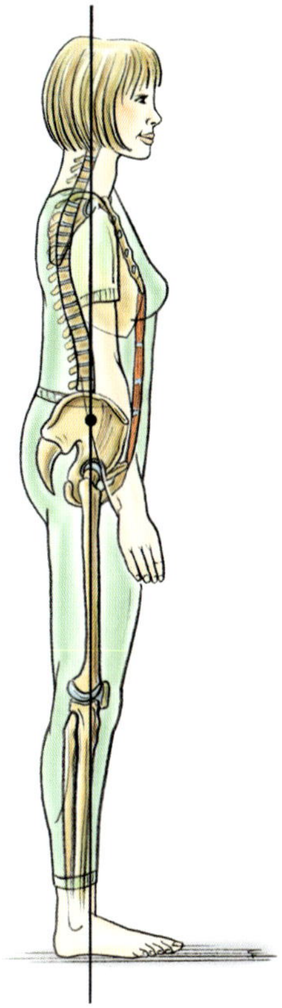

Haltungsaufbau neutrale Körperhaltung Seite

1. Füße hüftbreit in V-Form sehr leicht ausdrehen
2. Bodenkontakt von Vorfuß-Außenrist-Ferse
3. Mittlere aktive Kniestreckung
4. Gestreckte Hüftgelenke
5. Neutrales Becken (gerades Becken)
6. Natürliche Lendenlordose (leichte Krümmung der Lendenwirbelsäule nach innen)
7. Streckung des Brustkorbs
8. Kopf in Verlängerung der Körperlängsachse
9. Entspannter Blick zum Horizont
10. Schultern auf dem Brustkorb

Durch die Korrekturen von Fehlhaltungen lassen sich Rückenschmerzen, Hüftbeschwerden und eine Reizblase lindern. Auch das autonome Nervensystem kann positiv beeinflusst werden. Ich empfehle Ihnen deshalb den 10-Punkte-Haltungscheck vor den Standübungen. Wenn Sie sich unsicher sind, üben Sie zunächst Ihren Haltungscheck im Liegen.

Hüftgelenke: Wichtige Verbindung für Beine und Becken

Die Hüftgelenke sind die beweglichen Verbindungen zwischen dem Becken und den Oberschenkelknochen, die eine Bewegung der Beine und damit das Gehen bei gleichzeitiger Stabilisierung des Körpers ermöglichen. Die tiefen Hüftmuskeln sind mit der tiefen Beckenbodenschicht verbunden. Sie sind für die Dynamik und Stabilität im kleinen Becken mitverantwortlich. Das ist eine gute Botschaft für uns Frauen!

- Die Hüftgelenke üben folgende Funktionen aus:
- Außen- und Innenrotation
- Abspreizen und Heranführen
- Strecken und Beugen

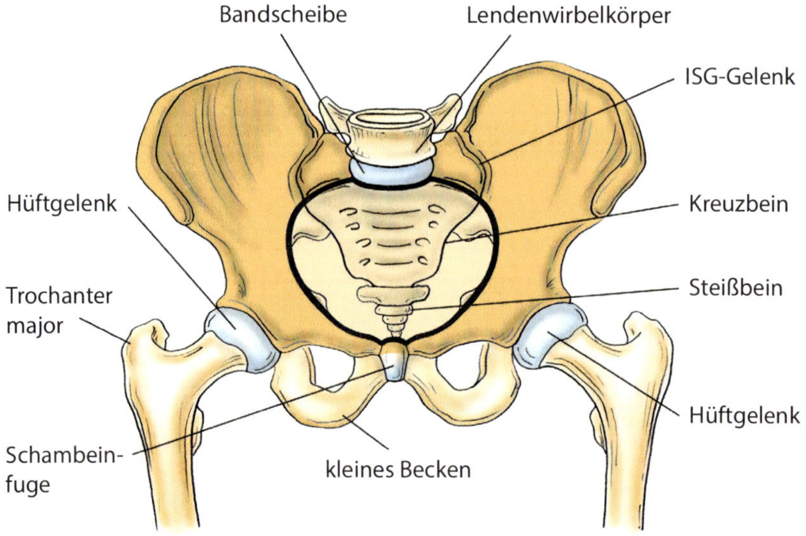

Das Wissen um die Lage der Hüftgelenke mit Oberschenkelknochen ist wichtig für das Körperbewusstsein in den Beinen und im Becken in der Gymnastik und in Alltagssituationen.

Aus der Praxis
In meinen Kursen habe ich festgestellt, dass die meisten Frauen keine genaue Vorstellung von der Lage ihrer Hüftgelenke und der Verbindung zum *Trochanter major*, dem großen Rollhügel, haben. Der Bewegungsradius wird in den unteren Extremitäten nicht genutzt. Dadurch geht wertvolles Alltagstraining für die Hüftmuskulatur verloren. Die Hüftschulung der drei Funktionen in den Stand- und Bodenübungen verbessert den Bewegungsradius der Beine.

Der Beckenboden und seine Freunde

Der *Musculus piriformis* (Skelettmuskel der unteren Extremität in der tiefen Schicht der Hüftmuskulatur) und der *Musculus obturatorius internus* (einer der Hüftmuskeln des Oberschenkels) bilden die tiefe Schicht der Hüftmuskulatur, die mit dem Beckenboden am oder im Beckenrahmen verankert ist. Sie sind gemeinsam mit dem Beckenboden für Statik und Dynamik im kleinen Becken zuständig. Außerdem gehören noch der *Musculus gemellus superior* und der *Musculus gemellus inferior* (die beiden Zwillingsmuskeln), der viereckige Oberschenkelmuskel *Musculus quadratus femoris* und der äußere Hüftlochmuskel zur tiefen Schicht der Hüftmuskulatur.

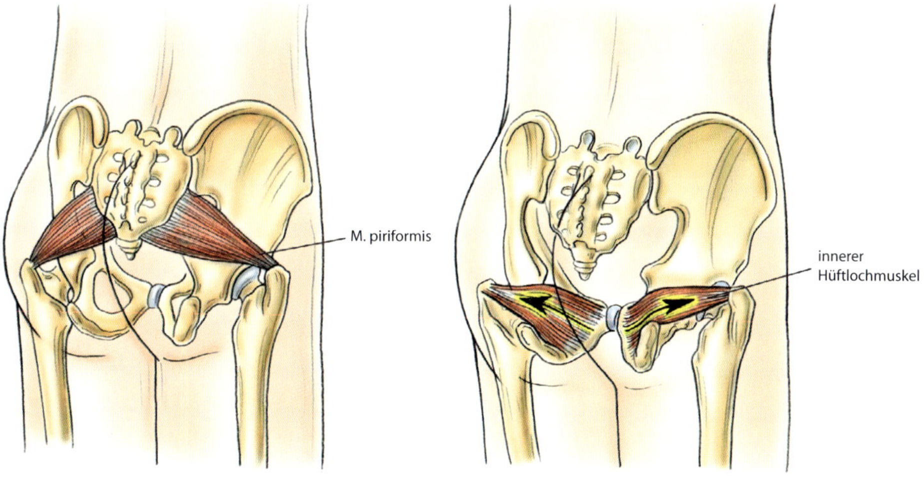

Meine Hüftgymnastik für die tiefen Hüftmuskeln beinhaltet in den Stand- und Bodenübungen außenrotierende und abspreizende Beinbewegungen. Werden Sie im Geiste zur Ballerina und stellen Sie sich klassisches Ballett vor, um die Körperspannung zu visualisieren und die tiefen Hüftmuskeln zu trainieren. Sind diese elastisch und kräftig, erlauben sie ein neutrales Becken (gerade Beckenstellung) und sorgen für eine effektive Kraftübertragung vom Oberschenkel auf das Becken und den Beckenboden. Die Standübungen 3 und 4 eignen sich hierfür optimal.

Aus der Praxis
Bei Frauen in „sitzenden Berufen" führen verkürzte und schwache tiefe Hüftmuskeln oft zu einem nach hinten gekippten Becken mit der Folge eines verspannten Beckenbodens. Deshalb kann die Reaktionsfähigkeit des Beckenbodens bei Druckerhöhung nachlassen. Das wiederum kann eine Harninkontinenz und häufigen Harndrang begünstigen.

Der Beckenboden und unsere gemütlichen Gewohnheiten

Vor allem „gemütliche" Stand-, Sitz- und Liegepositionen sind unserem Beckenboden nicht zuträglich. Das ständige Stehen mit der Belastung auf nur einem Bein, das bequeme Sitzen auf dem Gesäß, die Schlafposition in Seitenlage mit stark angezogenen Beinen, das Übereinanderschlagen der Beine im Liegen, im Stand, beim Sitzen und die X-Beinstellung sind ungünstige Gewohnheiten, die zu Dauerfehlhaltungen führen können. Sie schwächen und verspannen die Hüftmuskeln. Dadurch werden die Dynamik und die Stabilität im kleinen Becken geschwächt. All diese Gewohnheiten belasten unseren Beckenboden!

Wenn Sie sich jetzt fragen, wie Sie denn nun richtig stehen, sitzen oder schlafen, bleiben Sie locker. Ein gesundes Maß an solchen „lässigen" Haltungen ist vollkommen in Ordnung. Nur wenn wir es mit diesen Gewohnheiten übertreiben, ebnen wir möglicherweise Reizblasenbeschwerden oder Inkontinenz den Weg. Hören Sie einfach auf Ihren Körper und bauen Sie regelmäßige Pausen mit Bewegung ein. Sobald wir aufstehen, sind unsere Hüftgelenke gestreckt – und damit ist schon viel getan.

Eine bessere Biomechanik im Körper entlastet den Beckenboden

Viele Menschen bewegen im Alltag nur noch selten ihren Oberkörper. Wir müssen nicht mehr klettern, kriechen, hangeln oder Hindernisse überwinden. Dadurch vernachlässigen wir unsere Biomechanik und all das, wofür unser Körper ursprünglich erschaffen wurde.

Hier helfen Stützübungen, bei denen die Schultergelenke das Körpergewicht mittragen müssen. Das verbessert unsere Biomechanik im Körper. Der Stütz entlastet außerdem die Hüfte und den Beckenboden. Bei der Übung vom Vierfüßlerstütz zum Dreifüßlerstütz erlernen Sie eine erhöhte Rumpfspannung durch ein stabiles Rumpftraining.

☞ **Der Rumpf ist der zentrale Ausgangspunkt für unsere Kraft- und Bewegungsleistungen.**

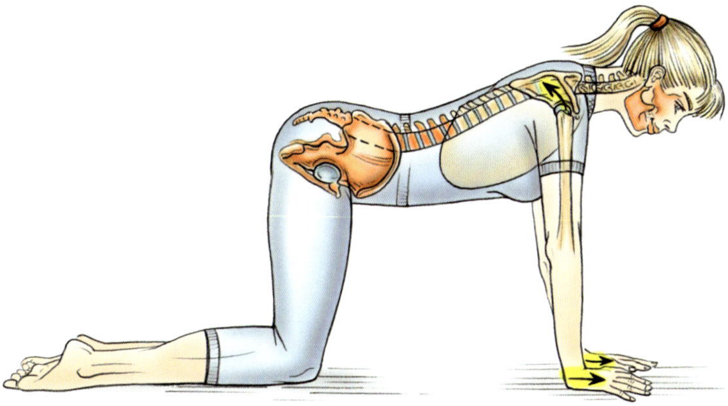

Rumpfstabilisation im Vierfüßlerstütz

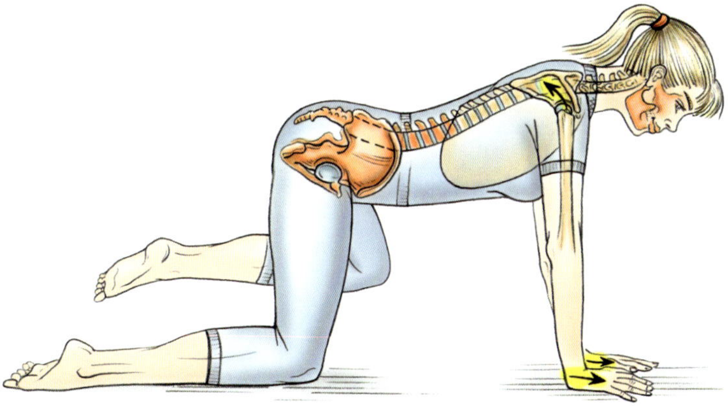

Rumpfstabilisation im Dreifüßlerstütz

Ihr Übungsplan im Stand in Woche 1

Hinweis: Kurze Video-Demonstrationen für die richtige Durchführung der im Buch enthaltenen Übungen finden Sie unter *www.sabine-irmer.com.*

Schwerpunkt Unterkörper (Übungen für Beweglichkeit, Kraft und Stabilität)

1. Fußwippen (Puzzleteil 8)

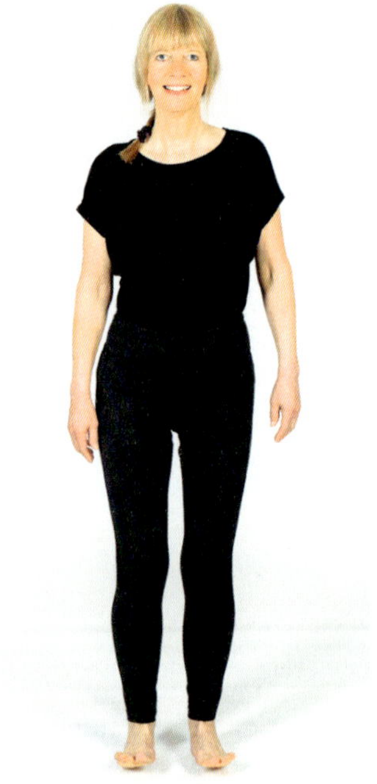

1. Wählen Sie einen hüft- bis beckenbreiten Stand. Drehen Sie Ihre Füße sehr leicht nach außen aus. Nehmen Sie eine aufrechte aktive Haltung ein. Achten Sie auf einen gestreckten Brustkorb. Ziehen Sie die Schultern nicht Richtung Ohren, sondern lassen Sie sie bewusst unten. Ihr Kopf befindet sich in Verlängerung der Halswirbelsäule. Richten Sie Ihren Blick offen auf den Horizont. Ihr Becken befindet sich in einer neutralen Position, d.h. es ist gerade. Sie haben eine leichte Krümmung nach innen in der Lendenwirbelsäule. Die Arme sind locker neben dem Körper.
2. Spüren Sie in Ruhe bewusst den Bodenkontakt unter Ihren Füßen.
3. Wippen Sie mit Ihren Füßen vor und zurück, um das Längsgewölbe zu aktivieren. Ihre Knie- und Hüftgelenke sind gestreckt beim Vorwippen auf den Ballen und leicht gebeugt beim Rückwippen auf den Fersen.
4. Das Gesäß soll beim Vorwippen auf die Fußballen nicht willentlich angespannt werden.
5. Die Arme sind locker neben Körper.

2. Aktives Gehen (Puzzleteil 8)

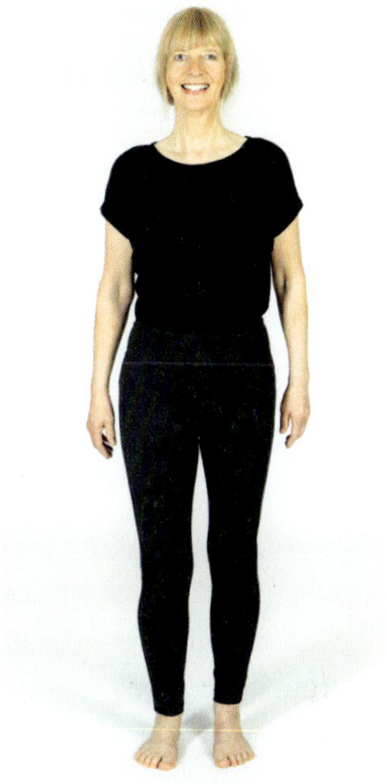

1. Gleicher Haltungsaufbau wie bei Übung 1
2. Spüren Sie bewusst den Bodenkontakt unter Ihren Füßen.
3. Ihre Beine werden beim aktiven Gehen am Ort im Wechsel zum Spiel- und Standbein. Dazu beugen und strecken Sie Ihre Knie- und Hüftgelenke.
4. Ihr Becken bewegt sich dabei nur leicht zur Seite, die Lendenwirbelsäule bleibt stabil in der Mitte im unteren Rücken.
5. Die Arme sind locker neben dem Körper.

3. Bein-Twist (Puzzleteil 7)

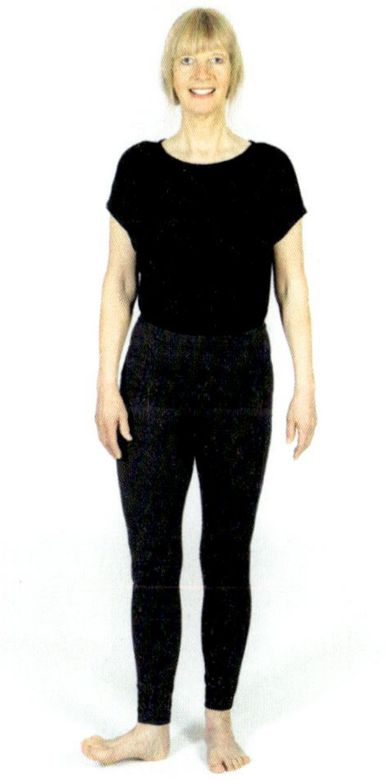

1. Gleicher Haltungsaufbau wie bei Übung 1
2. Spüren Sie bewusst den Bodenkontakt unter ihren Füßen.
3. Verlagern Sie Ihr Körpergewicht auf das rechte Standbein mit gestrecktem, stabilem Hüftgelenk. Das Becken soll gerade stabil gehalten werden.
4. Dann rotieren Sie Ihr linkes Spielbein nach außen und nach innen, mit geradem, stabilem Becken. Die Lendenwirbelsäule bleibt stabil in der Mitte des unteren Rückens.
5. Die Arme sind locker am Körper.
6. Anschließend stellen Sie sich bewusst stabil auf beide Füße.
7. Dann erfolgt der Wechsel zum linken Standbein.

4. Bein abspreizen (Puzzleteil 7)

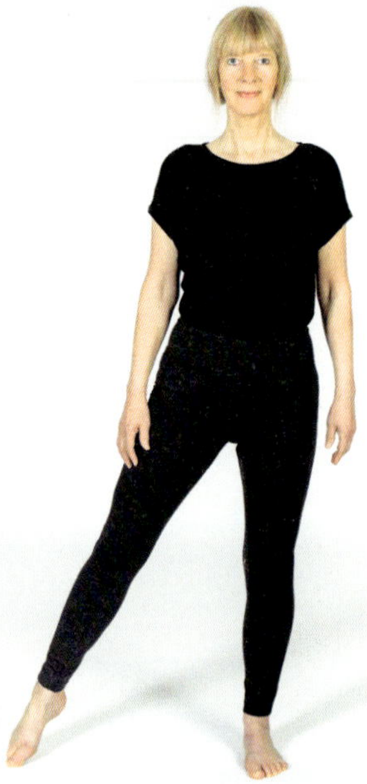

1. Gleicher Haltungsaufbau wie bei Übung 1
2. Spüren Sie bewusst den Bodenkontakt unter Ihren Füßen.
3. Verlagern Sie Ihr Körpergewicht auf das rechte Standbein mit gestrecktem, stabilem Hüftgelenk.
4. Das gerade, stabile Becken bleibt vorn. Die Lendenwirbelsäule bleibt stabil in der Mitte des unteren Rückens.
5. Spreizen Sie das linke Spielbein weit zur Seite, Ihre Fußspitze berührt den Boden.
6. Die Arme sind locker am Körper.
7. Danach wird das Bein mit gestrecktem Kniegelenk und gestrecktem Fuß am Boden herangezogen bis zum hüftbreiten Stand.
8. Anschließend stellen Sie sich bewusst auf zwei Füße.
9. Dann erfolgt der Wechsel zum linken Standbein.

5. Hüftkreise (Puzzleteil 7)

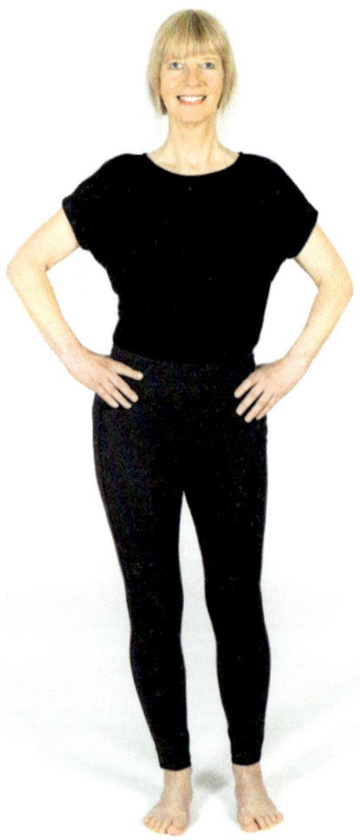

1. Gleicher Haltungsaufbau wie Übung 1
2. Spüren Sie bewusst den Bodenkontakt unter Ihren Füßen.
3. Strecken Sie bewusst Ihre Knie- und Hüftgelenke. Mit gestreckten Beinen beginnen Sie mit dem Hüftkreisen nach rechts.
4. Die Arme befinden sich dabei seitlich an den Beckenschaufeln.
5. Beim Hüftkreisen nach vorne sind Ihre Hüftgelenke leicht überstreckt.
6. Die Fuß- und Beinspannung ist beim Hüftkreisen erhöht.
7. Spannen Sie das Gesäß beim Hüftkreisen nicht willentlich an.
8. Dann erfolgt ein Hüftkreisen nach links.

6. Beckenkreise (Puzzleteil 9)

1. Gleicher Haltungsaufbau wie bei Übung 1
2. Spüren Sie bewusst den Bodenkontakt unter Ihren Füßen.
3. Beugen Sie bewusst leicht ihre Knie- und Hüftgelenke. Mit leicht gebeugten Beinen beginnen Sie mit dem Beckenkreisen nach rechts.
4. Das Becken und die Lendenwirbelsäule werden dabei mobilisiert.
5. Das Gesäß bleibt beim Beckenkreisen hinten.
6. Dann erfolgt ein Beckenkreisen nach links.

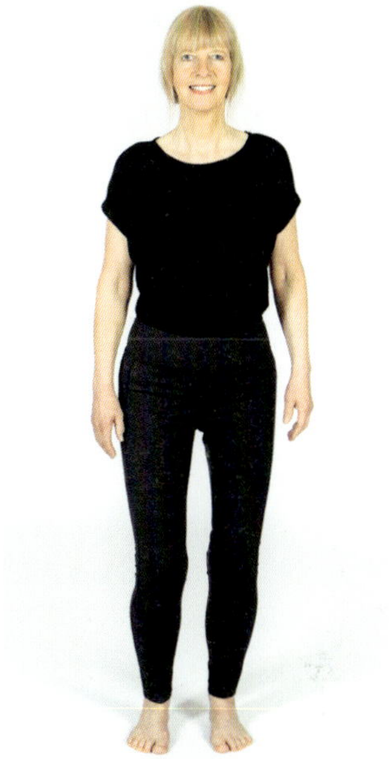

Schwerpunkt Oberkörper (Übungen für Beweglichkeit)

7. Schultern und Arme lockern (Puzzleteil 3)

1. Nehmen Sie mit aufrechter aktiver Haltung eine Schrittstellung ein. Gehen Sie mit dem rechten Bein einen Schritt mit gebeugtem Knie- und Hüftgelenk nach vorn, das linke Bein bleibt gestreckt. Sie haben ein neutrales stabiles Becken. Die Arme sind locker am Körper. Entspannen Sie bewusst Ihre Gesichtsmuskeln.
2. Lockern Sie Ihre Arme beweglich und spielerisch aus den Schultergelenken. Dabei werden die Nacken-, Schultern- und Armmuskeln entspannt. Die Schultern bewegen sich dabei leicht vor und zurück.

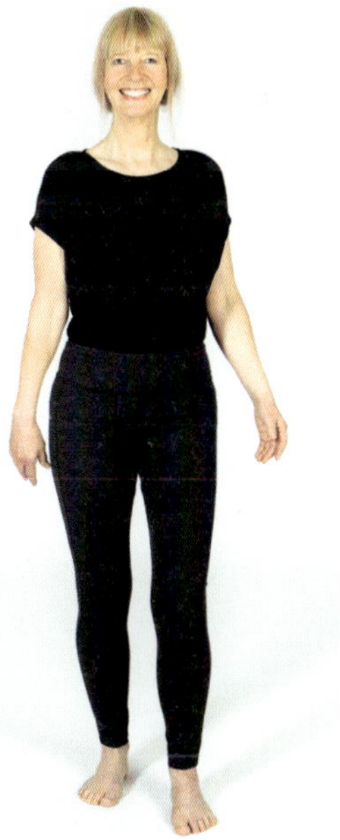

3. Das Becken bleibt während der Lockerung der Arme gerade und stabil.
4. Dann wechseln Sie die Schrittstellung.

8. Brustkorb-Rotation (Puzzleteil 3)

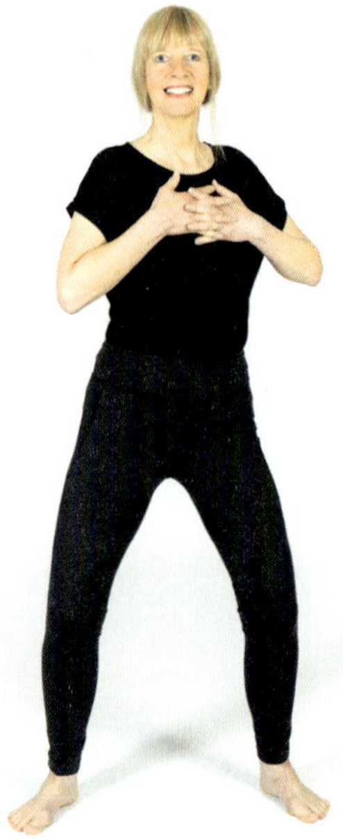

1. Nehmen Sie eine kleine Grätsche in aufrechter aktiver Haltung ein. Die gefalteten Hände werden auf das Brustbein gelegt. Die Arme sind im Ellbogengelenk gebeugt und angehoben. Entspannen Sie bewusst die Gesichtsmuskeln. „Den Unterkiefer lockerlassen“.
2. Rotieren Sie leicht fließend die Brustwirbelsäule, den Brustkorb und die Schultern nach rechts und links. Weniger ist eher mehr.
3. Der Kopf bleibt vorn, die Augen fixieren einen festen Punkt.
4. Das neutrale Becken bleibt stabil vorne und die Lendenwirbelsäule bleibt stabil in der Mitte des unteren Rückens. Der Bauchnabel bleibt in der Mitte im Bauchraum.
5. Spüren Sie Ihren Atemfluss.

9. Schulterkreise (Puzzleteil 3)

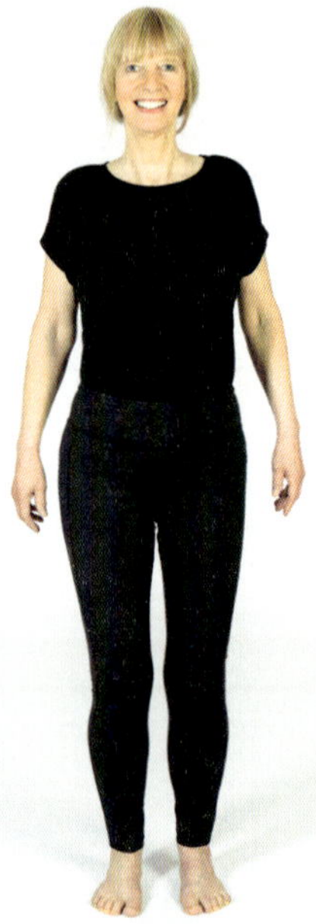

1. Gleicher Haltungsaufbau wie bei Übung 1; entspannen Sie bewusst Ihre Gesichtsmuskeln.
2. Kreisen Sie Ihre Schultergelenke beweglich nach hinten.
3. Federn Sie dabei in den Kniegelenken nach.
4. Ihre Arme lassen Sie dabei entspannt neben dem Körper hängen.
5. Spüren Sie ihren Atemfluss.

10. Armkreise (Puzzleteil 3)

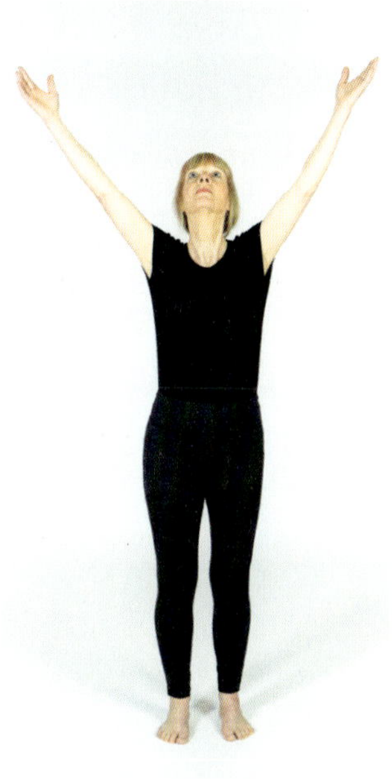

1. Gleicher Haltungsaufbau wie bei Übung 1; entspannen Sie Ihre Gesichtsmuskulatur.
2. Die Arme befinden sich gestreckt neben dem Körper. Dann beschreiben Sie Armkreise vor ihrem Körper. Schauen Sie während der Armkreise nach oben. Die Schultern bleiben beim Kreisen auf dem Brustkorb.
3. Die Kniegelenke werden leicht im Wechsel gebeugt und gestreckt.

11. Kopf-Rotation (Puzzleteil 3)

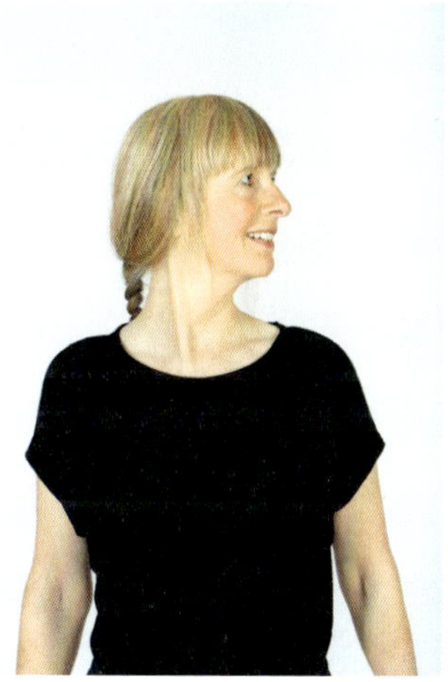

1. Gleicher Haltungsaufbau wie bei Übung 1; entspannen Sie bewusst Ihre Augenringmuskulatur.
2. Drehen Sie mit beweglicher Halswirbelsäule Ihren Kopf nach rechts, die Schultern zeigen nach vorne. Lächeln Sie bewusst dabei.
3. Die Augen beobachten horizontal die Umgebung.
4. Dann erfolgt der Wechsel nach links.
5. Dann den Kopf wieder in die Mitte bringen.

12. Kopf zur Seite neigen (Puzzleteil 3)

1. Gleicher Haltungsaufbau wie bei Übung 1; entspannen Sie bewusst Ihre Augenringmuskulatur.
2. Neigen Sie mit beweglicher Halswirbelsäule den Kopf leicht zur rechten Seite, das Kinn zeigt dabei in Richtung Brustbein.
3. Bringen Sie Ihren Kopf wieder in die Mitte.
4. Neigen Sie den Kopf zur linken Seite.
5. Bringen Sie Ihren Kopf wieder in die Mitte.

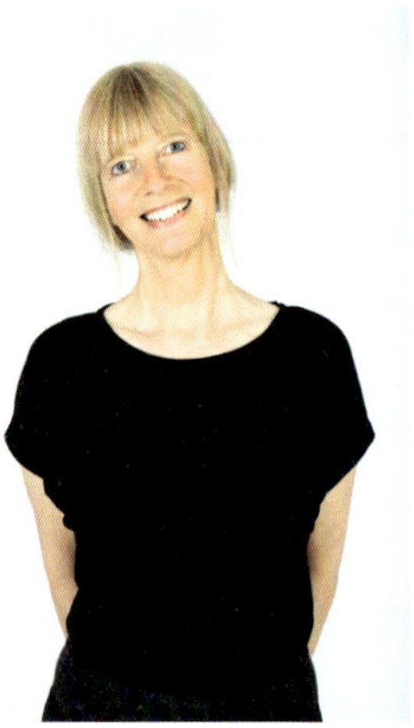

Ihr Übungsplan am Boden in Woche 1

In Woche 1 lernen Sie neben den zwölf Standübungen auch vier Bodenübungen kennen. Bei den Bodenübungen ist es wichtig, zwischen Rumpf- und Beinübungen zu unterscheiden. Wenn wir die Beine trainieren, sind vor allem die Bein- und Hüftmuskeln gefordert, während bei einer Rumpfübung besonders die drei Rumpfschichten im Vordergrund stehen. In meinen Kursen stelle ich häufig fest, dass den Frauen diese Unterscheidung nicht bewusst ist. Für ein zielführendes Training ist es jedoch wichtig, die Achtsamkeit für den Unterschied zu wecken und den Körper an den richtigen Stellen herauszufordern.

Die Übungen werden über sechs Wochen immer wieder regelmäßig geübt. Sie benötigen dafür lediglich ein Zeitfenster von etwa acht bis zehn Minuten. Wenn Sie einmal nur wenig Zeit haben, gönnen Sie sich diese vier Übungen – damit tun Sie Ihrem Beckenboden und Ihrer Blasenfunktion bereits enorm viel Gutes.

Bevor Sie sich mit den Bodenübungen vertraut machen, starten wir mit zwei Basisübungen für die aufrechte aktive Körperhaltung zur Sensibilisierung für den Becken-Lenden-Bereich. Hier können Sie nach Wunsch auch den Haltungscheck durchführen. Das bietet eine gute Voraussetzung für einen funktionierenden Psoas als zentralen Rumpfmuskel, um den Beckenboden vor Überlastung zu schützen.

In den folgenden Übungen werden Sie von Zeit zu Zeit aufgefordert, eine neutrale Beckenhaltung einzunehmen. Daher möchte ich vorab kurz erklären, was dies genau bedeutet, um eventuelle Unsicherheiten in Bezug auf das neutrale Becken auszuschließen:

- Ein neutrales Becken bedeutet, dass Sie ein individuell gerades Becken haben.
- Ihr Körperschwerpunkt ruht auf dem Kreuzbein zwischen den Beckenschaufeln.
- Ihre Unterbauchmuskeln sind an der Atmung beteiligt.
- Keine Sorge vor einer leichten Krümmung der Lendenwirbelsäule nach innen (Lendenlordose). Das ist kein Hohlkreuz.
- Ist im Lendenwirbelsäulenabschnitt eine angenehme Entlastung spürbar? Dann machen Sie alles richtig.
- Gegenanzeigen für ein Einnehmen des neutralen Beckens können sein: eine Stenose (Verengung des Lendenwirbelsäulenkanals) oder Gleitwirbel (Verschiebung eines Wirbels gegenüber dem benachbarten).

Aus der Praxis

Für Frauen mit Blasenbeschwerden bedeutet ein neutrales Becken häufig ein ungewohntes Körpergefühl. Bei diesen Frauen wird das Becken im Liegen mit gebeugten Beinen tendenziell eher zu weit nach hinten gekippt, das Steißbein eingezogen, dabei ist das Schambein sichtbar höher als die Darmbeinschaufeln. Die Lendenwirbelsäule wird entlordosiert, d.h. begradigt. Der Beckenboden wird durch diese Fehlhaltung als beugende Muskulatur in eine Daueranspannung gebracht. Die tiefe Beckenbodenschicht kann ihre stabilisierenden Aufgaben nicht erfüllen. Die Unterbauchmuskeln sind häufig sichtbar verkürzt und dauergespannt. Mögliche Folgen sind außerdem ein Unwohlsein im Bauchraum, flache Brustatmung, verspanntes Gesäß oder verspannte Kaumuskeln.

Zu Beginn unseres Übungsprogramms ein Gefühl für ein gerades Becken zu bekommen, hilft den Beckenboden zu entlasten, weil die tiefer liegenden Rumpfmuskeln besser in einer neutralen Haltung funktionieren. So bekommen Sie eine stabile Mitte.

Es lohnt sich, das neue Bewegungsmuster von Stabilität in der neutralen Becken-Lenden-Region zu entwickeln. So hat es sich beispielsweise gezeigt, dass meine Kursteilnehmerinnen ihre Blase deutlich weniger willentlich kontrollieren müssen. Das kann Kreuzbeschwerden, Reizblasenbeschwerden und Blasenentzündungen reduzieren oder ihnen vorbeugen.

Um zu üben, eine neutrale Beckenhaltung einzunehmen, sind die Basisübungen Nr. 13 und Nr. 14 hilfreich.

13. Basisübung Neutrale Lenden-Becken-Region (Puzzleteil 2)

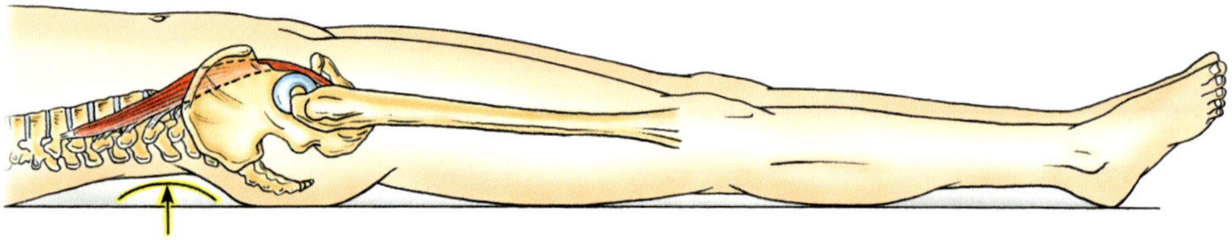

Spüren Sie eine neutrale Lenden-Becken-Region mit ausgestreckten Beinen (s. Pfeil)

Ausgangsstellung: Legen Sie sich entspannt mit hüftbreit/beckenbreit ausgestreckten Beinen auf den Rücken. Die Arme liegen entspannt neben dem Körper.

Ausführung: Gehen Sie dann in eine aktive Körperhaltung, d.h. Ihre Wirbelsäule ist aufgerichtet, der Brustkorb ist bewusst gestreckt. Die Schultern liegen auf dem Boden, der Kopf ist in Verlängerung der Wirbelsäule. Ihr Körperschwerpunkt liegt auf dem hinteren Becken. Durch die gestreckten Beine entsteht eine Krümmung der Lendenwirbelsäule nach innen. Ihre Beckenposition fühlt sich individuell gerade an.

14. Basisübung Stabilität in der Lenden-Becken-Region (Puzzleteil 6)

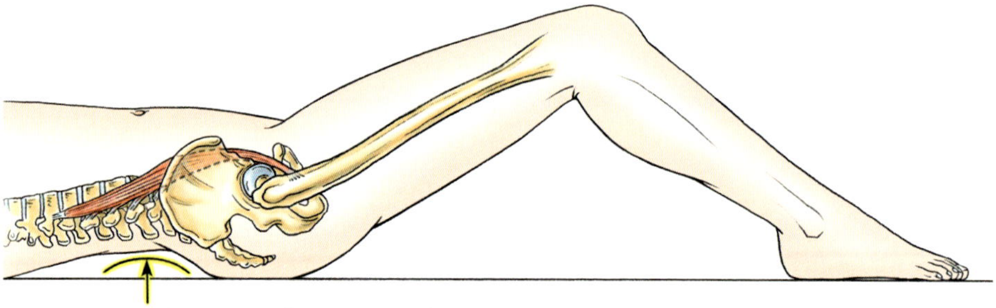

Nehmen Sie achtsam eine stabile neutrale Lenden-Becken-Position ein

Ausgangsstellung: Bleiben Sie in der Rückenlage, die Beine sind beckenbreit ausgestreckt; der Körperschwerpunkt liegt auf dem hinteren Becken mit Lendenlordose in der Lendenwirbelsäule. Die Arme sind am Boden nach außen gedreht, die Schulterblätter zeigen in Richtung Brustwirbelsäule. Die Gesichtsmuskeln entspannen.

Ausführung: Entwickeln Sie eine angenehm erhöhte Rumpfspannung, indem Sie Ihre Brustwirbelsäule und Ihren Brustkorb aktiver strecken. Die Schulterblätter bleiben aktiv in Richtung Brustwirbelsäule.

Winkeln Sie konzentriert langsam nacheinander die Beine an, dass gerade Becken mit Lordose in der Lendenwirbelsäule, stabil am Boden halten. Die Gesichtsmuskeln sind entspannt, gerne lächeln, die Unterbauchmuskeln sind an der Atmung beteiligt.

Um das neue Bewegungsmuster für die Tiefenmuskulatur (mittlere Rumpfschicht) zu verinnerlichen und Achtsamkeit dafür zu entwickeln, beantworten Sie bitte folgende Fragen:

- Haben Sie eine erhöhte Rumpfspannung gespürt?
- Haben Sie Ihre Schulterblätter am Boden gespürt?
- Ist Ihr neutrales Becken während der Aufstellung der Füße stabil am Boden geblieben?
- Ist Ihre Lordose (leichte Krümmung nach innen) in der Lendenwirbelsäule während der Aufstellung der Füße stabil geblieben?
- Waren Ihre Unterbauchmuskeln trotz erhöhter Rumpfspannung an der Atmung beteiligt?

15. Bodenübung Beckenuhr (Puzzleteil 4)

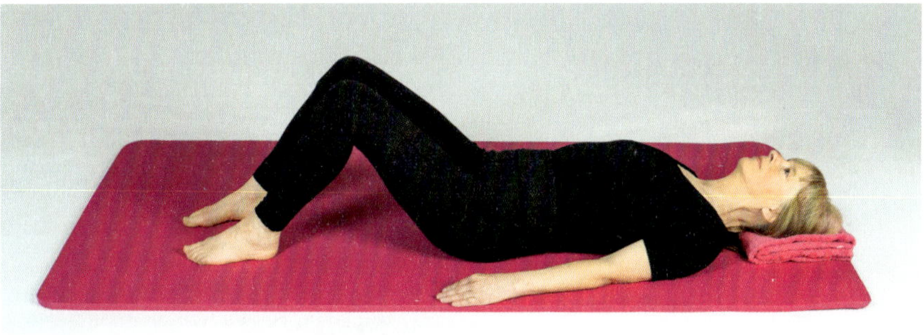

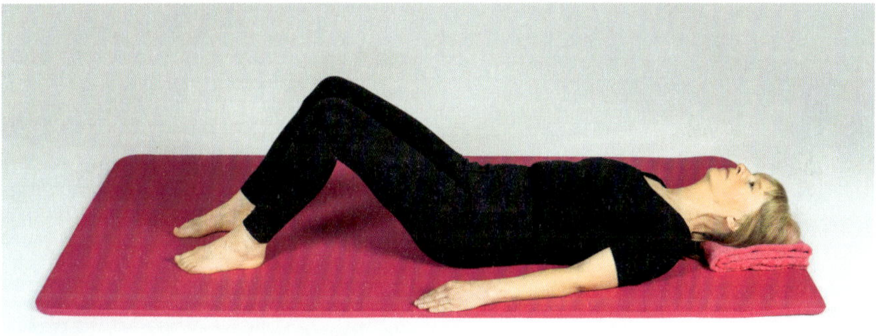

1. Legen Sie sich entspannt auf den Rücken. Die Füße sind beckenbreit aufgestellt, die Beine sind nicht zu sehr zum Gesäß hin angewinkelt. Sie haben eine neutrale Becken-Lenden-Region. Geben Sie bewusst das Becken auf den Boden ab. Dadurch entlasten Sie Ihren Beckenboden. Entspannen Sie Ihren Nacken. Der Unterkiefer sollte sich vor Beginn der Beckenuhr entlastet anfühlen. Der Hinterkopf ruht entspannt auf der Unterlage.
2. Für die Beckenuhr dient Ihnen als Vorstellungshilfe ein 10 cm großes Zifferblatt unter Ihrem Kreuzbein. Am oberen Kreuzbeinbereich befindet sich die „12", am Übergang vom unteren Kreuzbeinbereich zum Steißbein

die „6". Die „3" und die „9" befinden sich entsprechend links und rechts seitlich am Kreuzbein.

3. Konzentrieren Sie sich nun auf das Zifferblatt unter Ihrem Kreuzbein. Zuerst rollen Sie Ihr Becken beweglich zur Seite. Es ist eine kleine Beckenbewegung. Zur Orientierung dient Ihnen die ganze Zeit Ihr Zifferblatt zwischen „3" und „9".
4. Dann das Becken wieder gerade am Boden abgeben.
5. Nun folgt ein Richtungswechsel zwischen „12" und „6". Sie üben das Zurück- bzw. Aufrichten und Vorkippen des Beckens. Auch hier konzentrieren Sie sich auf Ihr Zifferblatt unter Ihrem Kreuzbein. Beim Zurückkippen bzw. Aufrichten des Beckens auf die „6" fühlt sich die Lendenwirbelsäule eher begradigt an. Beim Vorkippen des Beckens auf die „12" fühlt sich die Lendenwirbelsäule eher nach innen gekrümmt an.
6. Dann das Becken wieder gerade am Boden abgeben.
7. Zum Schluss das Becken einige Male beweglich im und gegen den Uhrzeigersinn kreisend auf dem Zifferblatt unter dem Kreuzbein bewegen. Es sind sehr kleine Kreise. Das Gesäß bleibt während des Kreisens hinten, wird nicht eingezogen.
8. Dann das Becken wieder gerade am Boden abgeben.

Mein Tipp: Experimentieren Sie mit Ihrem Becken und bewegen Sie es mit einer Leichtigkeit in alle Richtungen. Spüren Sie nach:

- Erfolgte die Beckenbewegung vom Becken oder eher von den Beinen?
- Hatten Sie ein bewegliches Becken?
- Konnten Sie beim Zurück- und Vorkippen des Beckens Ihre Lendenwirbelsäule angenehm mobilisieren?
- Haben Sie die Beckenuhr ohne Kraftanstrengung durchgeführt?
- Half Ihnen die Beckenuhr, sich zu entspannen?
- Half Ihnen die Beckenuhr, ein Körperbewusstsein für Ihr Gesäß zu entwickeln?
- Hatten Sie ein Wärmegefühl in der Kreuzbeinregion?
- Waren Ihre Unterbauchmuskeln an der Atmung beteiligt?

Aus der Praxis

Die Beckenuhr aus der Feldenkrais-Methode ist mit Abstand die beliebteste Rumpfübung im Programm. Am Anfang wird das Becken häufig noch von den Beinen bewegt. Das ändert sich nach mehrmaligem Üben. Es entwickelt sich ein Gefühl für das Becken, das Gesäß, die Lendenwirbelsäule und die gesamte Wirbelsäule. Die Beweglichkeit des Beckens wird als sehr wohltuend empfunden. Sie kann helfen, Ihre Mitte zu finden, bei sich anzukommen. Die Mitte zu finden kann mit dem guten Gefühl verbunden sein, in sich zu ruhen.

Frauen mit Verspannungen im Becken sollten zu Beginn bewusst den Bodenkontakt suchen, das Becken sozusagen entspannt „an den Boden abgeben". Das bringt Weichheit ins Gesäß und sorgt für Entlastung und für ein Wohlgefühl im Becken. Dadurch kann auch das Bewusstsein für das weibliche Becken als Schoßraum gefördert werden.

Die Beckenuhr bringt außerdem Ruhe in Ihre Blase. Der Kontakt zur dreieckigen Kreuzbeinregion stimuliert neben dem Ruhe-Nerv auch den Pudendus-Nerv (Schamnerv). Dieser spielt eine große Rolle bei der Kontrolle der Blasen- und Darmfunktion. Er versorgt motorisch den analen Sphinkter, den Harnröhrenschließmuskel, die Beckenbodenmuskeln und ebenso Anteile der Klitoris.

Die Beckenuhr wirkt auch heilsam bei einer durch eine Bänderschwäche hervorgerufenen Organsenkung und Beckenbodensenkung.

16. Bodenübung Hüfttwist (Puzzleteil 7)

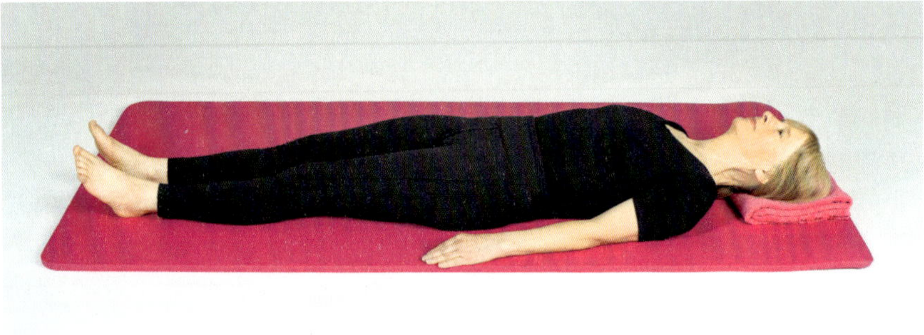

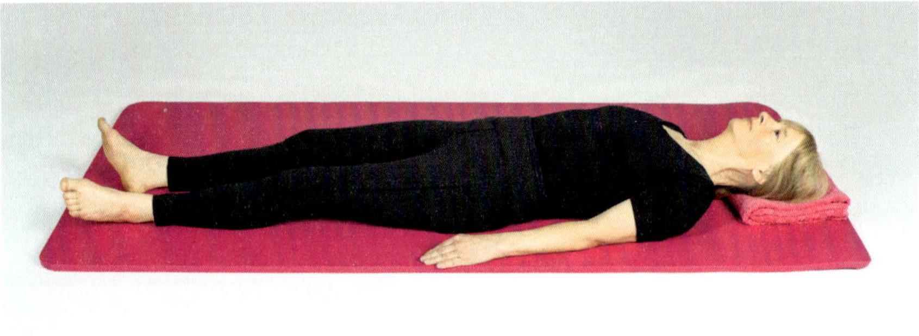

1. Legen Sie sich entspannt auf den Rücken. Die Beine sind beckenbreit locker ausgestreckt. Entspannen Sie bewusst die Oberschenkelinnenseiten (Adduktoren), die Becken-Lenden-Region liegt neutral auf der Matte. Die Arme liegen locker seitlich am Körper.
2. Schenken Sie Ihren Beinen von den Hüftgelenken bis runter zu den Füßen Ihre ganze Aufmerksamkeit.
3. Rotieren Sie Ihre Beine beweglich im Hüftgelenk langsam nach außen. Die Oberschenkelinnenseite dabei entspannt lassen. Verweilen Sie einige Sekunden in der Außenrotation.
4. Die Beine beweglich im Hüftgelenk kurz nach innen bis zur Mittellinie der Zehen rotieren. Achten Sie darauf, sich nicht während der Innenrotation mit den Beinen zu verrenken.
5. Die Unterbauchmuskeln sind an der Atmung beteiligt.
6. Gönnen Sie sich eine kurze Ruhepause zum Nachspüren.

Mein Tipp: Wiederholen Sie die Außen- und Innenrotation einige Male. Achten Sie darauf, die Bewegung aus den Hüftgelenken zu spüren, nicht aus den Knien oder Füßen. Stellen Sie sich Ihre Oberschenkelknochen vor, wie sie im Hüftgelenk beweglich rotieren.

Aus der Praxis

Diese Beinübung wird am Anfang sichtbar mit Kraft im Gesäß ausgeführt. Allein durch die Außenrotation der Oberschenkelknochen werden die Hüftmuskeln ohne Kraftaufwand gekräftigt. Die Außenrotation der Oberschenkelknochen ist sehr wertvoll für die Stabilisation des ISG-Gelenks und die Innenrotation ist wichtig für das Öffnen des ISG-Gelenks.

Die spürbare Leichtigkeit der Bodenübung Hüfttwist ist ganz besonders hilfreich bei Daueranspannungen im Gesäß, im Beckenboden und in der Oberschenkelinnenseite. Daueranspannungen können Blasenentleerungsstörungen begünstigen.

17. Bodenübung Hüfttanz (Puzzleteil 7)

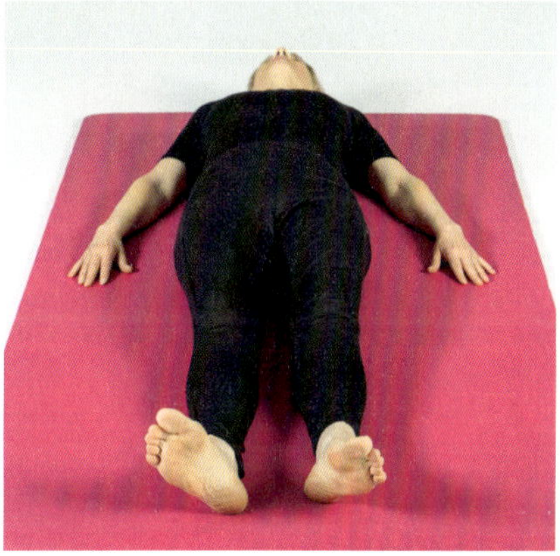

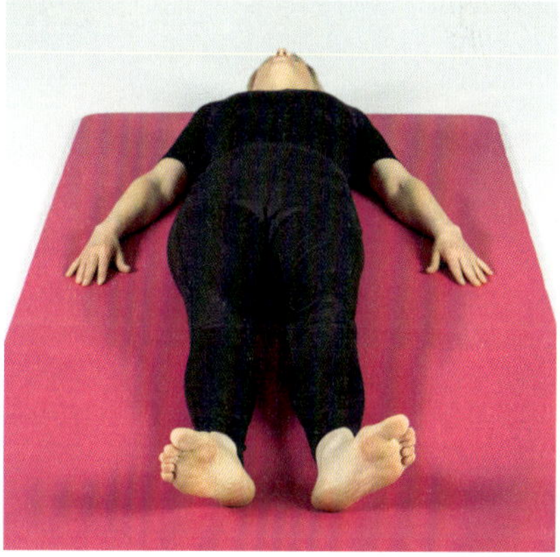

1. Nehmen Sie entspannt die Rückenlage ein, die gestreckten Beine liegen hüftbreit locker auf dem Boden. Die Beine sind nach außen rotiert. Die Becken-Lenden-Region liegt neutral auf dem Boden.
2. Schenken Sie Ihren außenrotierten Hüften Ihre ganze Aufmerksamkeit.
3. Mobilisieren Sie seitlich leicht Ihr Becken wie bei einer Rumba. Die außenrotierten entspannten Beine werden tänzerisch abwechselnd minimal in die Länge nach vorne bewegt.
4. Die Hüftgelenke bleiben die ganze Zeit gestreckt.
5. Lenken Sie Ihre Aufmerksamkeit auch auf das Gesäß. Die tiefen Hüftmuskeln und der große Gesäßmuskel sind an der Bewegung beteiligt.
5. Die Unterbauchmuskeln sind an der Atmung beteiligt.
6. Gönnen Sie sich anschließend eine Ruhepause zum Nachspüren.

Aus der Praxis

Bei dieser Rumpfübung kann sich ein Körperbewusstsein für eine „weiche weibliche Hüfte" entwickeln. Das Becken wird seitlich leicht mobilisiert. Das „Gesäß Weichteil" zu spüren, bringt uns eine „weiche weibliche Hüfte".

Besonders Frauen, die verspannte Unterbauchmuskeln haben, brauchen ein wenig Zeit und Geduld für die richtige Ausführung.

18. Bodenübung Stabiler Vierfüßler- und Dreifüßlerstütz (Puzzleteil 6)

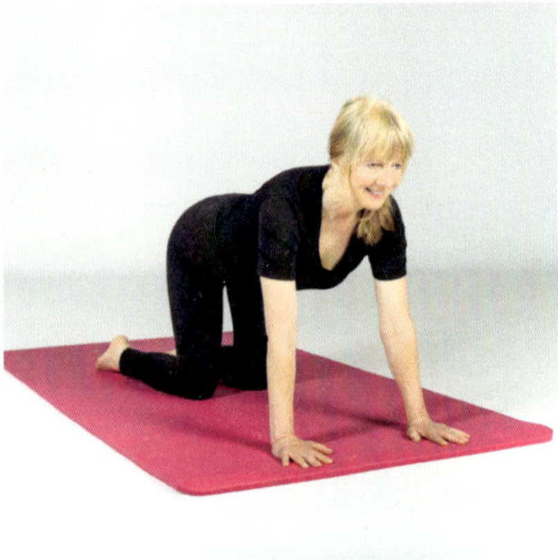

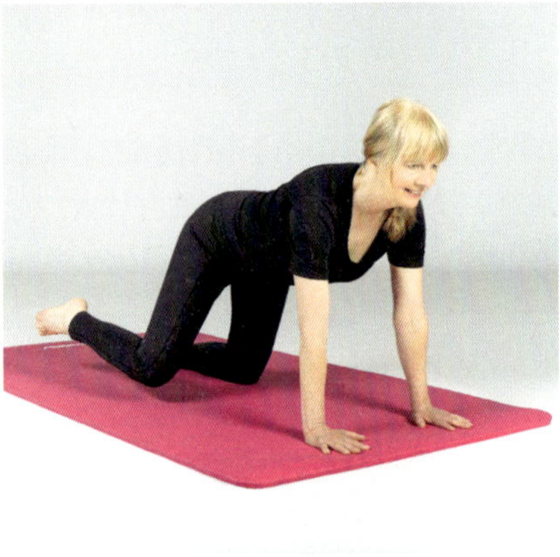

1. Nehmen Sie den Vierfüßlerstand ein. Dafür sollten sich Ihre Knie unter den Hüftgelenken und die Ellbogen unter Ihren Schultergelenken befinden. Die Hände setzen Sie etwas vor den Schultergelenken auf und die Arme sind leicht außenrotiert, sodass die Ellenbogengelenke nach hinten zeigen.
   Achten Sie auf einen geraden Rücken mit dynamisch gestreckter Brustwirbelsäule und gehobenem Brustbein in neutraler Becken-Lenden-Region. Der Kopf befindet sich in Verlängerung der Halswirbelsäule. Sie schauen etwa einen Meter nach vorn unten. Entspannen Sie bewusst Ihre Gesichtsmuskeln. Fühlen Sie Ihren Atemfluss.
2. Lenken Sie Ihre Konzentration auf den Stütz.
3. Drücken Sie sich mit gestreckten Armen über die Handballen vom Boden weg. Achten Sie dabei auf stabile Schultergelenke. Bauen Sie über den Stütz eine spürbare Rumpfspannung auf, ohne die Gesichtsmuskeln anzuspannen. Spüren Sie, ob Ihre Atmung im Fluss ist.
4. Jetzt sind Sie im Vierfüßlerstütz.

5. Im nächsten Schritt geht es vom Vierfüßlerstütz in den Dreifüßlerstütz. Halten Sie diese stabile Rumpfposition und spreizen Sie das rechte Bein nur so weit ab, wie Sie stabil im Becken bleiben. Zwei bis drei Zentimeter reichen meistens schon aus. Sie befinden sich nun kurz im Dreifüßlerstütz. Die stabile neutrale Becken-Lenden-Region als starkes Rückgrat sollte beibehalten werden. Dann das rechtes Bein wieder aufsetzen.
6. Sie bleiben im Vierfüßlerstütz. Anschließend das linke Bein vom Hüftgelenk zwei bis drei Zentimeter leicht abspreizen. Sie befinden sich nun kurz im Dreifüßlerstütz. Dann das linke Bein wieder aufsetzen.
7. Sie bleiben im Vierfüßlerstütz.
8. Nach zwei bis drei Wiederholungen geht es in die Rückenlage, um sich zur Entspannung zu rekeln.

Mein Tipp: Beim stabilen Rumpftraining kommt es allein auf den Stütz und den Atemfluss an. Nicht auf viele Wiederholungen.

Aus der Praxis

Diese wunderbare „Zauberübung“ im Stütz zur Rumpfstabilisation bewirkt eine erhöhte Rumpfspannung. Der Stütz ist für uns Frauen elementar wichtig. Die Aktivierung der Tiefenmuskulatur (mittlere Rumpfschicht) wirkt sich oft auch innerhalb kurzer Zeit positiv auf die Beckenboden- und Blasenfunktion aus. Frauen mit Blasenbeschwerden lernen durch gesunde Rumpfspannung, sich zudem in der Becken-Lenden-Region zu zentrieren und rumpforientierter zu werden.

WOCHE 2

Der Kopf steuert die Blase: Stimmen Sie Ihre Blase mit neuen Verhaltensweisen positiv

Aus Gewohnheit oder aus einem Sicherheitsdenken heraus gehen viele Frauen beim Verlassen der Wohnung zur Toilette. Dieses Verhalten ist oft in der Kindheit anerzogen worden und gilt als normales Blasenverhalten. Einige Frauen haben Sorge vor einem möglichen Kontrollverlust ihrer Blase und tragen deshalb Sicherheitseinlagen.

Gibt die Blase einen ersten Hinweis an das Gehirn, beenden viele Frauen ihre Aktivität und eilen zur Toilette, um dem Blaseninnendruck nachzugeben. Das häufige Wasserlassen entwickelt sich meist schleichend über mehrere Monate oder sogar Jahre. Das kann die Blasenkapazität verringern, was sich wiederum oft auf das Berufs- und Privatleben auswirkt.

Öffentliche und fremde Toiletten aufsuchen zu müssen, verursacht bei einigen Frauen Unwohlsein und Stress. Sie versuchen dann, die Blasenentleerung auf zu Hause zu verschieben. Obwohl die Blase gut gefüllt ist, halten sie den Harn bewusst oder unbewusst zurück. Viele Frauen, die Blasenprobleme haben, reduzieren auch ihre Trinkmenge, weil sie denken, dass sie nicht so schnell zur Toilette müssen, wenn sie weniger in der Blase haben.

Das sind alles Verhaltensweisen der Vermeidung! Schenken Sie in Woche 2 Ihrer Blase Ihre liebevolle Aufmerksamkeit. Denken Sie grundsätzlich positiv über Ihr Organ Blase. Die positive Gedankenkraft kann bei einer Reizblase helfen.

Aus der Praxis
Je mehr Sie über Ihre Blasenfunktion wissen und neue positive Verhaltensweisen kennenlernen, desto größer wird Ihr Selbstbewusstsein in Bezug auf die Fähigkeiten Ihrer Blase. Das ist der Sinn einer Urotherapie.

Beantworten Sie bitte zu Beginn der Woche 2 folgende Fragen zum Umgang mit Ihrer Blase:

- Entleeren Sie Ihre Blase vorsichtshalber, bevor Sie Ihre Wohnung verlassen?
- Kennen Sie beim Einkaufen in Ihrer Stadt fast „jede" Toilette, weil Sie oft Wasser lassen?
- Befindet sich pro Toilettengang meist nur eine geringe Harnmenge in der Blase?
- Haben Sie Startschwierigkeiten bei der Blasenentleerung?
- Entleeren Sie beim Wasserlassen mit zusätzlichem Einsatz der Bauchpresse?
- Reduzieren Sie Ihre Trinkmenge bei Alltagsaktivitäten?
- Trauen Sie Ihrer Blase nicht mehr viel zu und tragen deshalb eine Sicherheitseinlage?

Wenn Sie mehr als zweimal mit Ja antworten, sollten Sie ein Trink- und Blasentraining durchführen. Mit diesem Training soll zuerst die Häufigkeit des Wasserlassens normalisiert werden. Dazu gehört es, bislang zu kurze Abstände zwischen zwei Toilettengängen wieder zu verlängern oder – seltener – auch die Verkürzung von zu langen Intervallen zwischen zwei Entleerungen. Im Folgenden finden Sie ein Protokoll, mit dem Sie Ihr Trink- und Blasenverhalten einschätzen können.

Protokoll für das Trinkverhalten und die Blasenkapazität

Suchen Sie sich einen Tag aus, an dem Sie viel zu Hause sind, und tragen Sie Ihre Getränke im „Blasenprotokoll" in die Spalte „Trinkmenge" ein. Das „Blasenprotokoll" finden Sie als Vorlage im Anhang dieses Buches. Fangen Sie in einem Messbecher Ihren Urin auf und tragen Sie die ausgeschiedene Menge in die Spalte „Urinmenge" ein. Nach 24 Stunden tragen Sie die Gesamtergebnisse unten in die Tabelle ein. Nun können Sie mit einem Blasentraining starten.

Ich empfehle Ihnen, zu Beginn der sechsten Woche noch einmal Ihr Trink- und Blasenverhalten und die Anzahl der Blasenentleerungen zu protokollieren. Dann haben Sie einen optimalen Vergleich, ob das urotherapeutische Verhaltens- und Übungsprogramm zu einer positiven Veränderung geführt hat.

Sollten Sie feststellen, dass sich Ihre Werte nach sechs Wochen nicht positiv verändert haben, zeigen Sie Ihrem Urologen oder Ihrer Gynäkologin Ihre Blasenprotokolle.

Wie funktioniert eine gesunde Blase?

In jeder Minute fließt etwa ein Fünftel unseres Bluts durch die Nieren. Die Nieren filtern die Stoffe heraus, die der Körper nicht weiterverwenden kann, und produzieren den sogenannten „Primärharn". Er wird später weiter zu Urin konzentriert und durch die Harnleiter in rhythmischen Wellen in die Blase befördert. Die Blase gehört zum unteren Harntrakt und füllt sich also abhängig von der Nierenfunktion, dem oberen Harntrakt. Doch was passiert genau in der Blase?

Die Blase füllt sich

Mit steigendem Blaseninhalt erhöht sich ganz automatisch der Blaseninnendruck und eine Informationskette wird gestartet: Dehnungsrezeptoren in der Blase nehmen die Füllmenge wahr und geben die Information weiter an die Nerven des Rückenmarks, von wo aus sie an das Gehirn weitergeleitet wird. Vom Gehirn aus erfolgt die wichtige Rückmeldung, dass die Blase gefüllt ist, und wir verspüren Harndrang. Der Sympathikus (unser „Flucht- und Kampfnerv", der in Stress- und Notfallsituationen aktiviert wird und neben dem Parasympathikus, unserem „Ruhenerv", der zu unserer Regeneration und dem Aufbau von Energiereserven beiträgt, ein Strang unseres vegetativen Nervensystems ist) sorgt dafür, dass sich der Verschlussdruck am Blasenauslass und in der Harnröhre ebenfalls erhöht. Die Natur hat es so eingerichtet, dass der Verschluss höher sein muss als der Blaseninnendruck, damit wir keinen Urin verlieren.

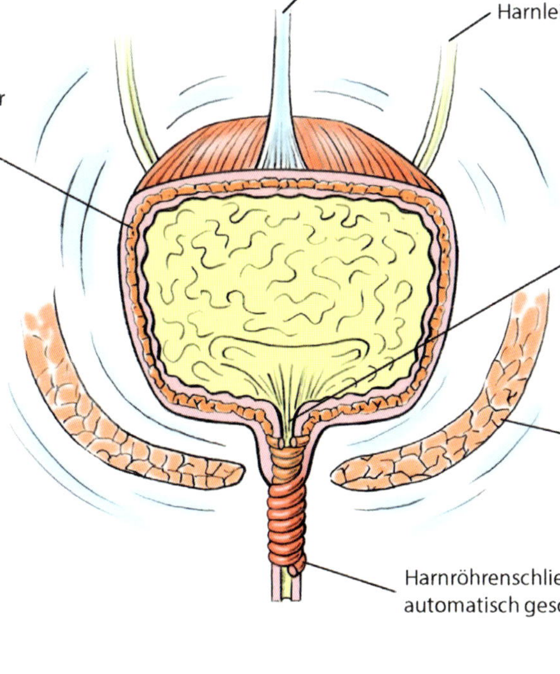

Wenn sich die Blase füllt, ist das gleichzeitig ein Training für die Blasenmuskulatur und den Verschlussmechanismus der Harnröhre, der durch die unwillkürliche und willkürliche Harnröhrenschließmuskulatur gesteuert wird. Bei etwa 300 bis 500 Milliliter – je nach individueller Blasenkapazität – empfinden wir, wenn alles normal läuft, den Entleerungsdrang und entschließen uns zum Toilettengang.

Mein Tipp: Der Blasenmuskel trainiert sich durch entsprechende Füllmengen von selbst. Pflegen Sie Ihre Blase als Hohlorgan durch Ihr Trinkverhalten und halten Sie sie so in Form. Speicherstörungen äußern sich beispielsweise durch Belastungsinkontinenz, Dranginkontinenz oder Mischinkontinenz.

Die Blase entleert sich

Unser Gehirn gibt das Okay, damit wir beim Toilettengang die Blase entleeren können. Die Nerven verarbeiten diese Information, und der Blasenmuskel zieht sich zusammen. Zuständig für den Entleerungsbefehl ist der Parasympathikus, der entspannende Teil des Nervensystems.

Zeitgleich werden der Blasenauslass und der Harnröhrenschließmuskel entspannt, die Harnröhre öffnet sich. Der Beckenboden senkt sich minimal nach unten und wird locker. Der Urin fließt in den Blasenauslass und weiter in die Harnröhre. Wenn der letzte Tropfen Urin durch die Harnröhre läuft, die Blase also ausreichend entleert ist, entspannt sich der Blasenmuskel und der Harnröhrenverschlussdruck wird wiederhergestellt. Es beginnt wieder die Füllphase.

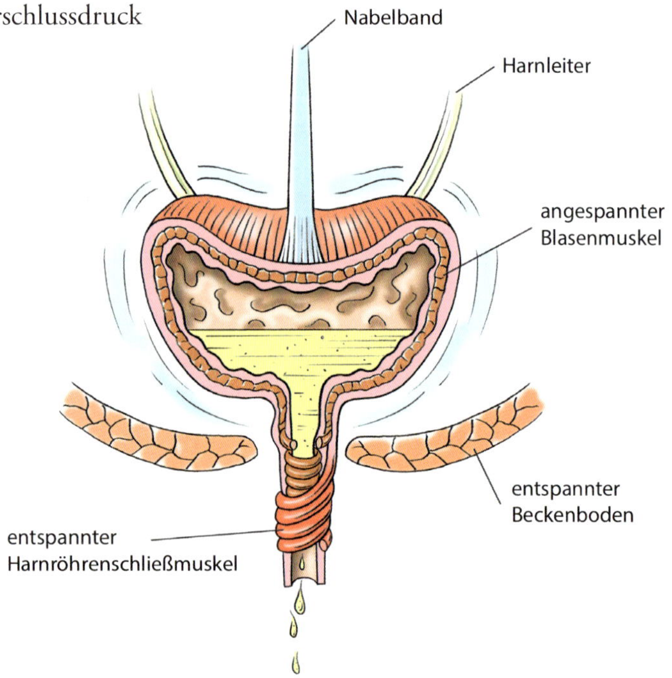

Mein Tipp: Die Blase reguliert ihre Entleerungszeit von selbst. Nehmen Sie sich die Zeit, die Ihre Blase braucht. Entleerungsstörungen äußern sich beispielsweise durch Restharnbildung, „Reizblase“, Detrusor-Sphinkter-Dyssynergie (neuromuskulär bedingte Harnblasenfunktionsstörung) oder Überlaufinkontinenz.

Unterteilen Sie Ihre Blasenfunktion in die Phasen Speichern und Entleeren

Finden Sie heraus, in welcher Phase Ihre Blase gut funktioniert und in welcher Phase sie offensichtlich oder nach eingehender Wahrnehmung nicht so gut funktioniert. Wenn ein Hustenanfall zu Urinverlust führt oder eine vollere Blase zum Problem wird, besteht die Herausforderung eher darin, die Blase für die Speicherphase fit zu machen. Haben Sie dagegen das Gefühl, die Blase nicht richtig leeren zu können, steht die Entleerungsphase im Fokus.

Vielleicht funktioniert Ihre Blase auch in beiden Phasen nicht gut. Lassen Sie sich davon nicht beunruhigen. Nutzen Sie insbesondere das Trink- und Blasentraining, und Sie werden Fortschritte machen. Nehmen Sie sich die Zeit, die Sie brauchen.

Es lohnt sich, in der 2. Woche und länger Ihre Blasenfunktion in beiden Phasen bewusst wahrzunehmen. Nutzen Sie dazu bitte auch das Blasenprotokoll in Woche 2. Es hilft, wenn Sie auf emotionaler Ebene Ihre Blase grundsätzlich positiv besetzen. Sie können diese Tools auch einsetzen, um vorbeugend etwas für Ihre Blasengesundheit zu tun.

Speichern: Besser trinken für die Blase

Das Trinkverhalten kann sehr unterschiedlich ausgeprägt sein, sowohl bei derselben Frau von Tag zu Tag als auch von Frau zu Frau. Die Aufnahme von Flüssigkeit wird in der Regel durch das Durstgefühl gesteuert. Wenn Sie beim Trinken die folgenden Punkte beachten, bekommt Ihr Organismus genug Flüssigkeit und Ihre Blase kann damit gut umgehen:

- 7-Becher-Regel: Trinken Sie sieben mal 250 bis 300 Milliliter Wasser am Tag. Bei einer deutlich geringeren Menge reizt der konzentrierte Urin die Schleimhäute in der Blase und der Harnröhre.
- Wenn Sie oft kein richtiges Durstgefühl haben, dann nehmen Sie größere Gläser, so trinken Sie automatisch mehr.
- Bei beruflichem Einsatz der Stimme oder bei körperlicher Arbeit, beim Sport und beim Schwitzen darf es auch mehr Wasser sein.
- Verteilen Sie die Trinkmenge über den Tag und reduzieren Sie am späten Abend das Trinken eher.

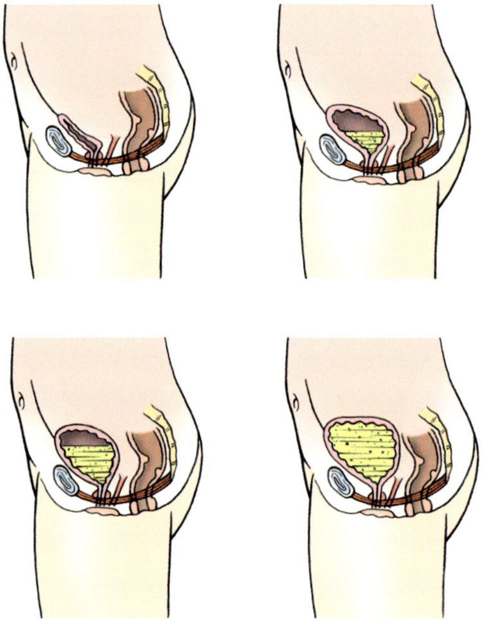

Trink- und Blasentraining,
damit die Blase nach oben steigt

- Berücksichtigen Sie die Art der Getränke und ihre Wirkung auf die Harnproduktion. Koffein regt die Blasenfunktion frühzeitig an.
- Vermeiden Sie möglichst schluckweises Trinken mit größeren Pausen. Dadurch verliert die Blase ihre Speicherfähigkeit.
- Trinken Sie in Ruhe aus, statt Ihr Getränk „sturzbachähnlich" herunterzuschütten.

Ebenfalls von Frau zu Frau sehr unterschiedlich ist die Wahrnehmungsschwelle für Blasenfüllung und Harndrang. Auch dazu gibt es einige wirkungsvolle Empfehlungen:

- Vermeiden Sie häufige, vorsorgliche Blasenentleerungen, weil sonst der Harnröhrenverschluss geschwächt werden kann.
- Verzichten Sie auf gewohnheitsmäßige Blasenentleerungen, etwa immer beim Verlassen der Wohnung. Dies kann zum Verlernen einer gesunden Blasenwahrnehmung führen.
- Laufen Sie beim ersten Hinweis für Blasendrang nicht sofort zur Toilette. Führen Sie stattdessen in Ruhe Ihre Tätigkeiten noch zu Ende. Sie sind die Chefin Ihrer Blase, nicht umgekehrt!
- Nehmen Sie das Entleerungssignal bei voller Blase wahr und gehen Sie rechtzeitig zur Toilette. Halten Sie den Harn möglichst nicht zu lange zurück, denn sonst wird Ihr Blasenmuskel überdehnt und der Blasenhalsauslass verspannt sich. Dadurch kann es zu einer Überlaufinkontinenz kurz vor der Toilette kommen.

Aus der Praxis
Einige Frauen berichten, dass sie in ihrem Alltag keinen Trinkrhythmus haben und oft schluckweise mit längeren Pausen trinken. Wenn Sie dieses Verhalten nach den obenstehenden Vorschlägen ändern, wirkt sich dies positiv auf die Blasenkapazität aus.

Fast alle Frauen mit Blasenproblemen gehen vorsorglich auf die Toilette, bevor sie ihre Wohnung verlassen. Auch dazu gibt es ein klares Feedback nach Durchführung des 6-Wochen-Programms: Viele Teilnehmerinnen können dann lockerer damit umgehen.

Entleeren: Pressen oder laufen lassen?

Entleerungstechniken werden in der Kindheit leider nicht erlernt. Damit wird die Körperselbstwahrnehmung während der Ausscheidung nicht gefördert. Denke ich an eine gesunde Rumpfspannung oder lasse ich mich hängen? Presse ich bei der Entleerung oder lasse ich es laufen? Gerade für Frauen ist eine Entleerungstechnik ohne Pressdruck nach unten wichtig, um die Aufhängung der Bänder der vorderen Vaginalwand zu schonen. Davon profitiert auch der Blasenhalsauslass, denn Pressdruck verhindert eine restharnfreie Entleerung.

Ziel ist es auch, durch innere Ruhe und durch ein mentales Loslassen eine nervale Verbesserung der Kontraktionsfähigkeit der Blasenwandmuskulatur zu erreichen. Außerdem sollten Frauen mit dauerhaft angespannten Unterbauch- und Beckenbodenmuskeln eine Verhaltensänderung erlernen. Konkret bedeutet das, die Unterbauchmuskeln beim Entleeren an der Atmung zu beteiligen, indem Sie sie beim Einatmen entspannen, also lockern … zu Hause, aber auch unterwegs, wenn dies für Sie gut möglich ist.

Anleitung für ein optimales Entleerungsverhalten:

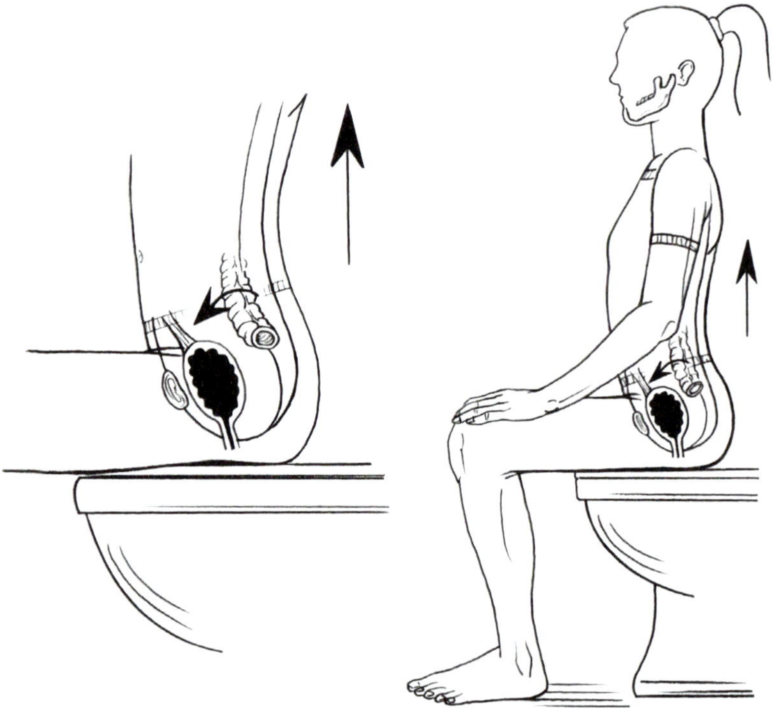

Blasenentleerungsverhalten

- Ihre Füße haben Bodenkontakt. Drehen Sie die Beine schulterbreit leicht aus, entspannen Sie die Oberschenkelinnenseiten.
- Sitzen Sie aufrecht durch einen gestreckten Brustkorb mit gehobenem Brustbein. Die Schultern bleiben unten.
- Ihr Kopf befindet sich in Verlängerung der Körperlängsachse.
- Richten Sie Ihren Blick geradeaus.
- Ihr Becken ist neutral mit einer Lendenlordose – keine Sorge vor einem Hohlkreuz!
- Das Gesäß nicht einziehen.
- Bei Startschwierigkeiten entspannen Sie bewusst mit einem Lächeln Ihre Gesichtsmuskulatur.
- Denken Sie an die Entspannung Ihrer Augen-Stirn-Partie.
- Probieren Sie, die Lippen leicht zu öffnen, um den Unterkiefer zu entlasten.
- Probieren Sie, zu seufzen und achten Sie dabei auf einen entspannten Mundraum.
- Versuchen Sie, bewusst die Unterbauchmuskeln beim Einatmen zu entspannen, d.h. zu lockern.

- Geben Sie mental die Blasenkontrolle ab, mit dem Gefühl des „Hergebens".
- Entspannen Sie den Beckenboden bewusst beim Entleeren.
- Achten Sie während der Entleerungszeit optional auf Ihren Atemrhythmus.

Mein Tipp: Verzichten Sie auf eine willentliche schnelle Entleerung durch die Bauchpresse; ziehen Sie also die Bauchwand nicht nach innen, sondern lassen Sie es einfach „laufen". Drücken Sie dabei die Bauchwand auch nicht nach außen. Bleibt ein Restharngefühl, kippen Sie das Becken leicht zurück und vor und entspannen Sie noch einmal die Unterbauchmuskeln beim Einatmen. Dann geben Sie erneut die Blasenkontrolle ab.

Blasenentleerungsphase, Funktion der Harnröhre: Öffnen

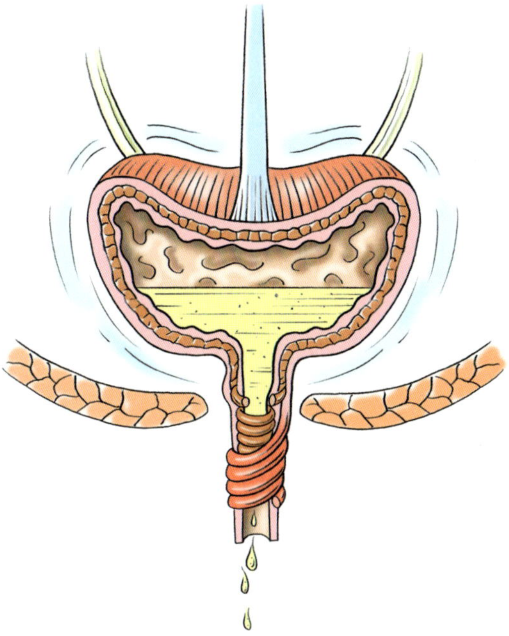

Geöffnete Harnröhre

Aus der Praxis

Empfehlung bei hohem Restharn mit Restharngefühl:
Gönnen Sie sich liebevoll ein bisschen mehr Entspannung für Ihre Blase. Frauen berichten immer wieder von der für sie ungewohnten aufrechten Sitzhaltung auf der Toilette. Das hilft bei einer unvollständigen Blasenentleerung. Üben Sie in Ruhe und mit Geduld das Loslassen der Blasenkontrolle.

Empfehlung bei quälendem Harndrang und Urethralsyndrom:
Beim Wasserlassen kommt es zu einer Spannungslösung durch das Öffnen des Blasenhalsauslasses. Das wird als sehr angenehm empfunden. Jede Entleerung ist für das Nervensystem pure Entspannung. Das ist der Grund, warum Frauen bei Verspannung des Blasenauslasses und des Harnröhrenschließmuskels (Sphinkter) viele Entleerungen zählen. Stattdessen wäre es sinnvoll, zumindest einen leichten Harndrang auszuhalten und sich nicht aus der Ruhe bringen zu lassen.

Willentliche oder unbewusste Kontrolle?

Die Harnröhre ist ein elastischer schnürbarer Schlauch und bildet den Verschlussmechanismus der Blase. So einfach sich das anhört, ist es oft leider nicht – die weibliche Harnröhre ist noch immer ein Mysterium, aber mit Urotherapie schaffen Sie es, dass Ihre Blase gut funktioniert. Da wir Frauen im Gegensatz zu den Männern den Harnröhrenschließmuskel (*Musculus sphincter urethrae*) nicht isoliert spüren können, ist das folgende Experiment hilfreich, um eine Wahrnehmungsmöglichkeit für die Blasenkontrolle zu fördern.

Experiment zur Blasenkontrolle

Für dieses Experiment nutzen Sie einen Faden als Hilfsmittel für den Tastsinn. Wickeln Sie ihn um den kleinen Finger – Ihre imaginäre Harnröhre – und schnüren Sie den Finger spürbar mit dem Faden ein.

Wahrnehmungsfrage: Spüren Sie während oder nach der Durchführung, dass Sie Ihre Harnröhre zugeschnürt hatten, um die Blase festzuhalten? (nicht sicher/nein/ja)

Die Aufgabe des *Musculus spincter urethrae*: Er ist für die Kontinenz verantwortlich und besteht aus einem inneren, glatten und einem äußeren quergestreiften Anteil.

Der innere, glatte Anteil ist für die Aufrechterhaltung der Ruhekontinenz zuständig. Der äußere quergestreifte Anteil ermöglicht uns zusätzlich das willentliche Schließen der Harnröhre. Dadurch können wir willkürlich den Harn zurückhalten.

Blasenspeicherphase – Funktion der Harnröhre:
Schließen – willentliches Schließen

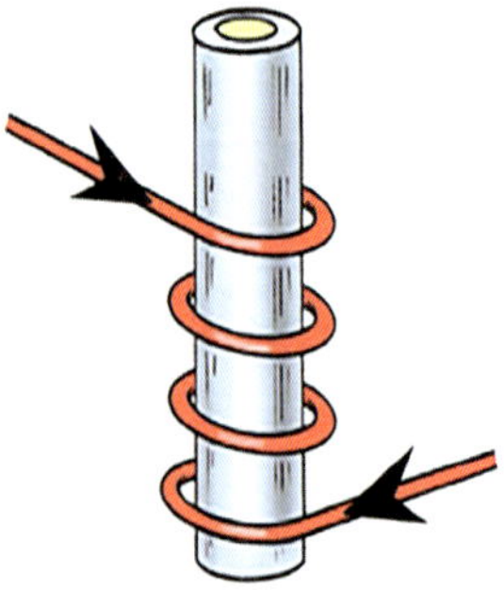

Normal

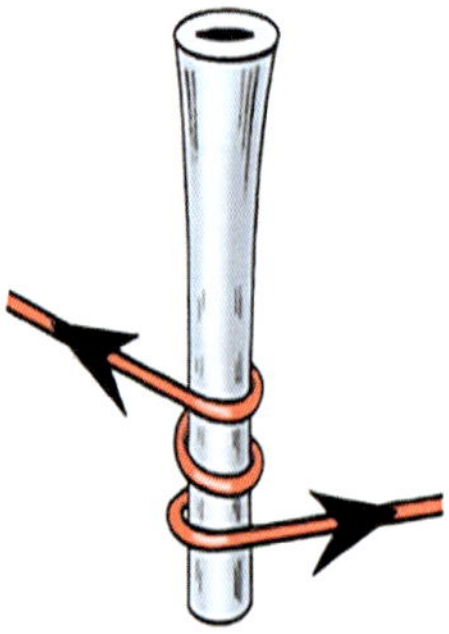

Nicht normal
bei Dauerspannung

Diese Harnröhrengrafik dient dem besseren Verständnis der Blasenkontrolle. Was ist normal, und was ist nicht normal bei Ihrem Blasenverhalten? Es geht in erster Linie um Bewusstwerdung. Kontrollieren Sie Ihre Blase im Alltag häufig willentlich bewusst oder unbewusst?

Haben Sie den Test durchgeführt? Was spüren Sie? Wenn Sie spüren, dass Sie Ihre Blase bewusst oder unbewusst kontrolliert hatten, halten Sie einen Moment inne und reflektieren Sie: Warum schließen Sie dauernd bis häufig? Welche Gedanken, Empfindungen und Einstellungen haben Sie?

- Ich vertraue meiner Blase nicht.
- Ich befürchte, dass Harn aus meiner Blase herausläuft, wenn ich nicht anspanne.
- Ich halte bewusst den Harn zurück, weil ich keine Zeit, keine Möglichkeit oder Muße habe, die Blase zu entleeren.
- Ich habe beim Husten bereits Kontrollverluste erlebt und deshalb Sorge, unkontrolliert Harn zu verlieren.
- Ich bin der Meinung, dass häufiges Anspannen die Schließ- und Beckenbodenmuskeln kräftigt und gut für meine Blase ist.
- Ich habe unangenehme Senkungsgefühle in der Vagina und spanne deshalb an.
- Ich hatte eine bakterielle Blasenentzündung und spüre, dass ich immer noch eine gereizte Blase habe.
- Ich fühle bei Kälte häufig eine verspannte Harnröhre.
- Bei steigendem Zeitdruck spüre ich eine verspannte Harnröhre.

Die Blase ist in erster Linie ein selbstregulierendes Organ. Deshalb ist das häufige willentliche oder unbewusste Harnzurückhalten kontraproduktiv und kann zu einem überstrapazierten Harnröhrenverschluss mit frühzeitigem, andauerndem oder starkem Harndrang führen. Auch Stresszustände können den Harnröhrenmechanismus überstrapazieren. Folglich wird das Zusammenspiel innerhalb der Blase gestört.

Aus der Praxis

In den Kursen macht sich bei einigen Frauen Erstaunen breit: „Ich muss meine Blase nicht willentlich kontrollieren? Es läuft nichts raus? Ich dachte, es ist wichtig, den Beckenboden häufig zu trainieren. Es heißt doch, man soll an jeder Ampel anspannen."

Um diesen Vorstellungen entgegenzuwirken, sind aufklärende und beratende urotherapeutische Maßnahmen in Bezug auf die Blase sinnvoll.

Was Ihre Augen über das Befinden Ihrer Blase ausdrücken

Die Reflexzone der äußeren Beckenbodenschicht befindet sich auf der Stirn zwischen den Augenbrauen. Dort befindet sich der *Musculus corrugator supercilii* (pyramidenförmiger Muskel im Bereich der Lidspalte), auch „Augenbrauenrunzler" genannt. Er gehört zur mimischen Muskulatur. Hier spiegeln sich Lebenseinstellungen und Emotionen wider, das innere entspannte Lächeln oder eben auch Anspannung. Das Schließen der Augen versetzt die Augenringmuskulatur in Anspannung, das Öffnen der Augen entspannt die Augenringmuskulatur.

Hätten Sie gedacht, dass Sie mit einer entspannten Stirnpartie Ihrer Blase Gutes tun?

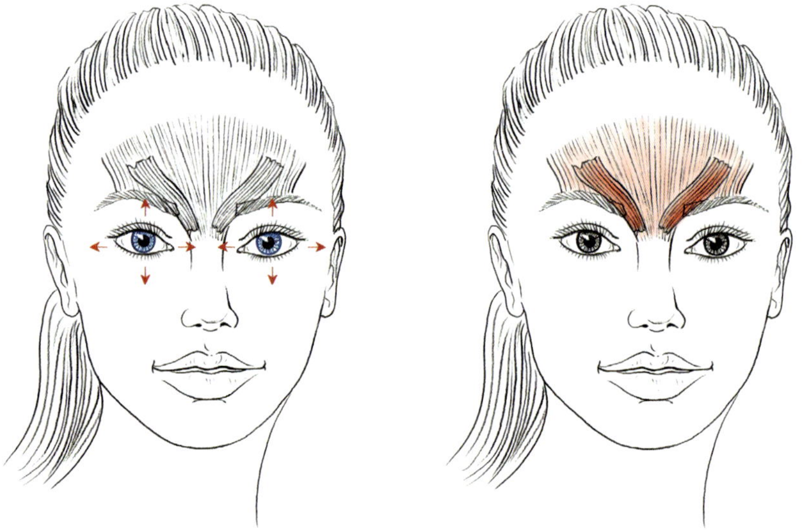

Entspannen Sie bewusst diese mimischen Gesichtsmuskeln bei Blasenproblemen

Entspannen Sie bewusst bei häufigem Harndrang den Augenbrauenrunzler durch sanftes Anheben der Augenbrauen. Damit können Sie reflektorisch den Spannungszustand der äußeren Beckenbodenschicht positiv beeinflussen. Der äußere Harnröhrenschließmuskel hat während der Blasenspeicherphase die Funktion, automatisch zu schließen. Bei der Blasenentleerung erfolgt die automatische Entspannung der Harnröhrenschließmuskulatur.

Eine gute Selbstwahrnehmung in der ringförmigen Augenschließmuskulatur (*Musculus orbicularis oculi*) wirkt sich positiv auf den Harnröhrenverschlussmechanismus der Blase während der Speicherphase aus. Entspannen Sie, so oft es geht, willentlich die Augenringmuskulatur, ein sanfter Blick reduziert den Augeninnendruck und hilft bei einem überstrapazierten Harnröhrenschließmuskel.

Es geht auch andersherum. Die Augen-Stirnpartie kann besser entspannt werden, wenn der Harnröhrenverschlussmechanismus nicht mehr überstrapaziert wird. Das sorgt für ein Wohlbefinden in unseren Augen.

Es gibt nicht DIE Reizblase

Der Begriff der Reizblase hat seinen Ursprung in der psychosomatischen Urologie. Der Urologe Ernst August Günthert wurde nicht müde, Verspannungen (also des Muskel- und Faszien-Systems der Blase) bei funktionellen urologischen Beschwerden hervorzuheben. Die typischen Symptome einer Reizblase sind:

- frühzeitiger oder starker oder dauernder bis quälender Harndrang
- häufige Toilettengänge
- meist nur eine geringe Harnmenge pro Toilettengang
- Restharngefühl
- hoher Restharn ohne Restharngefühl
- Unwohlsein im Unterleib, selten Krämpfe im Unterleib
- selten Brennen beim Wasserlassen

Die Gründe für einen erhöhten Drang mit nur geringen Harnmengen pro Toilettengang sind vielschichtig. Sie reichen auf körperlicher Ebene von hormonellen Veränderungen, einer nicht auskurierten Blasenentzündung bis hin zu Problemen in der Lendenwirbelsäule. Auf der geistig-emotionalen Ebene können sich seelische Belastungen auf die Blasenfunktion auswirken. Außerdem gibt es einige weitere Faktoren, die eine Reizblase verstärken können:

- Unbewusstes ungünstiges Verhalten, etwa beim Trinken oder bei der Blasenentleerung
- Schonhaltung, Beugehaltung
- Kopfentscheidungen im Umgang mit der Blase, die die Reizleitung zwischen Gehirn und Blase minimieren.
- Sicherheitsdenken, das nur noch Unternehmungen mit Toilette in der Nähe zulässt. Die Frauen gestalten ihren Alltag nicht mehr frei, weil sie Angst haben, dass sich der Harndrang und auch individuell Inkontinenz verstärken könnte.
- Wird beim Urologen keine Erkrankung der Blase festgestellt, fühlen sich viele Frauen nicht ernst genommen.
- Oft besteht auch eine unsichere Kontinenz, weshalb man die Blase mehr kontrolliert.

Immer jedoch beeinträchtigt eine Reizblase die Lebensqualität. Mit einer fachgerechten medizinischen Diagnose und anschließender Urotherapie oder Beckenbodentherapie lässt sich diese Herausforderung aber gut in den Griff bekommen.

Wichtig für die Therapie – aber in der Praxis leider oft unbeachtet –, ist die Unterscheidung zwischen einer Spannungserkrankung und einer überaktiven Blase (kurz OAB für „*overactive bladder*"). Dabei sind die Ursachen einer Reizblase und die einer überaktiven Blase grundverschieden und die Therapie natürlich auch. Daher kann ich gar nicht genug betonen, dass für eine erfolgreiche Blasentherapie die Unterscheidung dieser beiden Erkrankungen immens wichtig ist.

Die Reizblase als Spannungserkrankung

Folgende Ursachen kamen als Auslöser für Reizblasenbeschwerden in der Praxistätigkeit von Dr. Monika Leiße-Stankoweit vor:

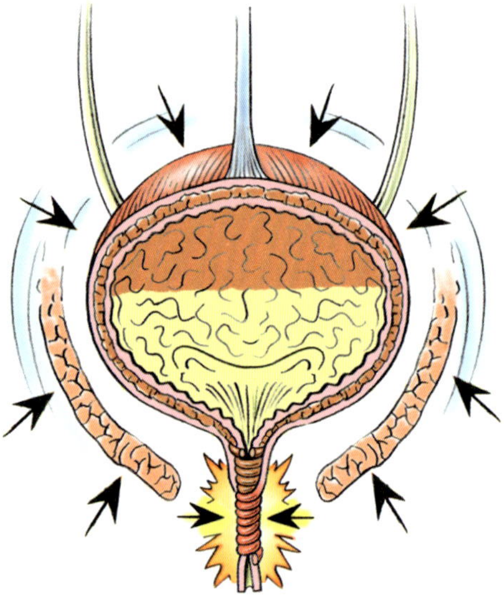
Spannungserkrankung „Reizblase"

- Druck von außen auf Blase und Blasenhals durch myofasziale Verspannungen im Unterbauch-Becken-Bereich
- Beckenbodenverspannung durch Kieferverspannung
- Beckenbodenverspannung durch Schulter-Nacken-Syndrom
- Verspannung der Harnröhrenschließmuskulatur (periurethrale Muskulatur) durch Muskelverspannung im oberen Ansatz der Oberschenkelinnenseite (Adduktoren)
- Reaktion der Harnröhrenschließmuskulatur (periurethrale Muskulatur) auf psychogene Anspannung
- Verkrampfung im Blasenauslass aufgrund durch Stress überstimulierter Ia-Fasern (afferente Nervenfasern, die Informationen aus den Muskelspiralen leiten)
- Steifheit im Gesäß-Weichteil durch zu viel Sitzen
- Bauchmuskeltraining aus der Beugung heraus (z.B. *Crunches* und *Sit-ups*)

Folgende praktische Maßnahmen können helfen, eine Reizblase in Eigenverantwortung zu lindern:

- Entspannen Sie so gut es geht bei durch Stressreize ausgelöstem frühzeitigem Harndrang die Schließ- und Beckenbodeneinheit durch die Vorstellung von imaginärem Wasserlassen.
- Legen Sie zur Entspannung in Rückenlage einen Eukalyptusölwickel mit Wärmflasche auf den Unterbauch am Schambein.
- Legen Sie beide warmen Hände oder ein warmes Kirschkernsäckchen auf den Unterbauch am Schambein. Lenken Sie beim Einatmen die Atembewegung zu den Unterbauchmuskeln, um Blase und Gebärmutter viel Platz zu geben.
- Entspannen Sie die Reflexzone der äußeren Beckenbodenschicht zwischen den Augen mit dem „Stirnrunzler", um das überstrapazierte Verschlusssystem der Blase zu beruhigen.
- Entspannen Sie bewusst die Augenringmuskulatur durch positive Gedanken wie Freude und Dankbarkeit mit einem Lächeln.
- Dehnen Sie die Kaumuskulatur (*Musculus masseter*) in der Kieferregion durch entspanntes Gähnen.

Zellgesundheit für die Blase

Jede Zelle ist hochintelligent, vollkommen, hilfsbereit und lichtvoll. Wir haben Billionen davon in unserem Körper, die alle zusammenarbeiten. Für ihre gute Funktion sorgen die sogenannten Mitochondrien – die Kraftwerke in den Zellen. Durch einen gesunden Lebensstil können wir unseren Mitochondrien helfen, diese Aufgabe für unseren wunderbaren Körper zu meistern. Damit steigern wir unsere Selbstheilungskraft.

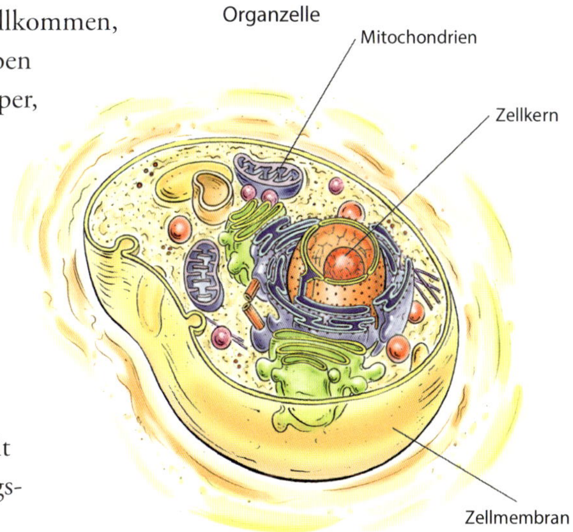

Meiner Meinung nach benötigen unsere Zellen

- liebevolle zwischenmenschliche Beziehungen,
- Freude,
- Sonne,
- Bewegung in der Natur,
- Tanzen,

- Meditation (z. B. Herzmeditation),
- antientzündliche Ernährung,
- öfter gutes, lebendiges Wasser trinken (ein Beispiel hierfür ist hexagonales Wasser – dieses kann selbst hergestellt werden, indem das Wasser von Hand rechtsherum von einer Glasflasche in eine andere Glasflasche ca. 6 x gewirbelt wird; so kommt es in seine wahre Form, eine hexagonale Anordnung). Für ein optimales Gelingen empfiehlt sich die Verwendung eines Wasserverwirblers, der zwischen die Öffnungen der beiden Flaschen gesetzt wird und im Handel erhältlich ist.

☞ **Zellgesundheit bedeutet immer auch Blasengesundheit!**

Es gibt unterschiedliche zusätzliche Methoden, Therapien und auch Nahrungsergänzungsmittel, die Impulse für die Zellgesundheit setzen. Im Folgenden finden Sie einige Vorschläge, die Sie ausprobieren können, um herauszufinden, was am besten zu Ihnen passt:

- Muskelentspannende Maßnahmen: Wärmeanwendungen wie z. B. Schlickbäder oder Fango
- Entspannungsbäder
- Ayurvedische Massagen
- Rhythmische Massagen nach Dr. Ita Wegmann
- Osteopathie
- Wirbelsäulengymnastik
- Feldenkrais
- Qi Gong
- Yin Yoga
- Hatha Yoga
- Heileurythmie
- Peter Hess®-Klangmassage
- Klangmeditation
- Kristallenergie
- Sanskrit Mantras
- Entgiftung durch Basisches Fasten
- Kolloide (Spurenelemente) als Entgiftung und Nahrungsmittelergänzung

Gerne möchte ich auch besonders das Waldbaden, das Barfußgehen auf der Erde und das Licht für uns als Lichtmenschen hervorheben. Clemens G. Arvay beschäftigte sich mit der Beziehung zwischen Mensch und Natur, wobei er gesundheitliche Effekte für unser Immunsystem durch den Kontakt mit Pflanzen, Tieren und Landschaften in den Mittelpunkt rückte.

Die überaktive Blase (OAB) führt ein Eigenleben

Laut Dr. Monika Leiße-Stankoweit kamen folgende Ursachen einer neurogenen, also vom Nervensystem ausgehenden Reizblasensymptomatik durch messbare autonome Detrusorüberaktivität (Blasenwandüberaktivität) und Verkrampfung der Blasenwandmuskulatur (neurogen oder entzündlich) in ihrer Praxis vor:

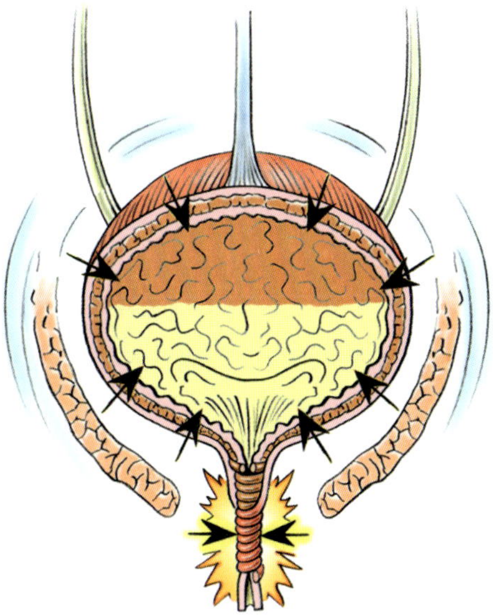

Überaktive Blase (OAB – overactive Bladder)

- Bandscheibenvorfall
- Spinalkanalstenose
- Polyneuropathie
- Schmerzmedikamente
- Überstimulierte Ia-Fasern oder überstimulierter Sympathikustonus durch Dauerstress
- Verkrampfung der Harnröhrenschließmuskulatur und neurogene Beckenbodenspastik, z. B. bei Multipler Sklerose oder Morbus Parkinson

Haustürdrang muss nicht sein

Menschen mit einer erhöhten Drangbereitschaft der Blase kennen die folgende Situation, wenn sie nach Hause kommen: Vor der Haustür tritt ein plötzlicher Entleerungsdrang auf – und das unabhängig vom Füllungszustand der Blase. Gestresst von der Angst, die Toilette nicht mehr rechtzeitig erreichen zu können, steigert sich der Blasendrang nochmals. Wiederholen sich diese „toilettennahen" Drangattacken, hat sich das Phänomen „Haustürdrang" fixiert. Die Einleitung der Miktion, also der Öffnung des Blasenhalses, findet bereits vor der Haus- oder Toilettentür statt. Gleichzeitig zieht sich der Blasenmuskel zusammen, als säße man auf der Toilette.

Was können Sie zur Organberuhigung beitragen? Bewerten Sie Ihre Blase grundsätzlich positiv. Versuchen Sie, Ihr Verhalten zu ändern, anstatt gebeugt mit zusammengepressten Beinen zur Toilette zu eilen. Atmen Sie tief durch, richten Sie sich auf und nehmen Sie eine neutrale Körperhaltung ein.

Beim Haustürdrang spielt eine fehlende Wahrnehmung für die Schließ- und Beckenbodenmuskeln und ihre Koordination eine wichtige Rolle. Ihr Gehirn muss diese speziellen Muskeln erst kennenlernen. Hierzu tragen Übungen aus Woche 2, 4 und 5 meines 6-Wochen-Übungsplans bei. Bleiben Sie bitte dran. Nur was Sie fühlen, können Sie in Notsituationen anspannen.

Aus der Praxis
In meinen Kursen gibt es immer mindestens ein bis zwei Frauen mit diesem Symptom, manchmal auch mit einer „Last Minute Inkontinenz". Die betroffenen Frauen sind erstaunt, dass sie mit ihrer drängelnden Blase nicht allein dastehen. Aufklärung und die Aussicht auf eine Lösung entlasten psychisch, weil die Frauen nun wissen, dass bei ihnen keine „Blasenschwäche" vorliegt.

Eine andere Möglichkeit, den plötzlichen Harndrang vor der Haus- oder Toilettentür zu beherrschen, ist das „Blasenspeichergespräch", denn die Willenskraft spielt bei der Blasenkontrolle eine wichtige Rolle. Sie sind die Chefin Ihrer Blase. Sie können Ihre Willenskraft und Ihre mentale Leistungsfähigkeit hochfahren und Ihrer Blase „Stopp" sagen. Ob ein freundlicher oder ein bestimmender Ton wirkt, ist je nach Menschentyp unterschiedlich. Also probieren Sie es aus. Bei vielen Frauen beruhigt sich dadurch die Blasenwandmuskulatur. Die Trichterbildung im Blasenauslass nimmt ab. Der Harndrang wird weniger.

Das „virtuelle Bonbonlutschen" ist eine weitere Möglichkeit. Durch lutschende Zungenbewegungen von der Rückseite und Mitte des unteren Zahndamms über die Rückseite und Mitte des oberen Zahndamms in Richtung Gaumendach stimulieren Sie die orale Reflexzone. Die Zone für das Urogenitalsystem liegt hinter den vier unteren und oberen Schneidezähnen. Die beabsichtigte Wirkung auf die Blase ist die Beruhigung der Blasenwandmuskulatur. Der Harndrang nimmt ab.

Diese erprobten Lösungsvorschläge aus dem Tanzberger-Konzept®, einem Beckenboden-Kontinenz-System, sorgen für einen Aufschub. So können Sie Zeit für den Weg zur Toilette gewinnen.

Die Kopf-Steiß-Verbindung fördert die Beckenboden- und Blasenfunktion

Nehmen Sie sich die Zeit, Ihr Steißbein bewusst zu orten. Es ist der letzte Knochen Ihrer Wirbelsäule und wichtig für die Körperhaltung, den Beckenboden und Ihre Lebensenergie. Die Steißbeinregion steht im Yoga für das Wurzelchakra, es symbolisiert die Wurzeln. Stellen Sie eine Kopf-Steiß-Verbindung her, werden Sie sich also Ihres Steißbeins bewusst, indem Sie es kräftig reiben. Der hintere Beckenbodenmuskel (*Musculus coccygeus*) hat das Steißbein als Ansatzstelle und wirkt an Steißbeinbewegungen mit. Dieser Muskel gehört nicht zur tiefen Beckenbodenschicht.

Frauen mit einer Blasen- und Darmentleerungsstörung sollten ihrer hinteren Beckenbodenregion besondere Aufmerksamkeit schenken. Nehmen Sie sich Zeit, Ihr Steißbein bewusst zu fühlen. Durch das bewusste leichte Bewegen des Steißbeins nach rechts und links verbessert sich die Beweglichkeit im Steißbeingelenk und im Becken. Das fördert auch eine gute Durchblutung, der Energiefluss findet in der Wirbelsäule, im Gesäß und im Beckenboden statt, was sich positiv auf die Blasenfunktion auswirkt. Besonders geeignet ist hierfür die Bodenübung Nr. 25 – „vergnügtes Steißbein" aus dem Tanzberger-Konzept®.

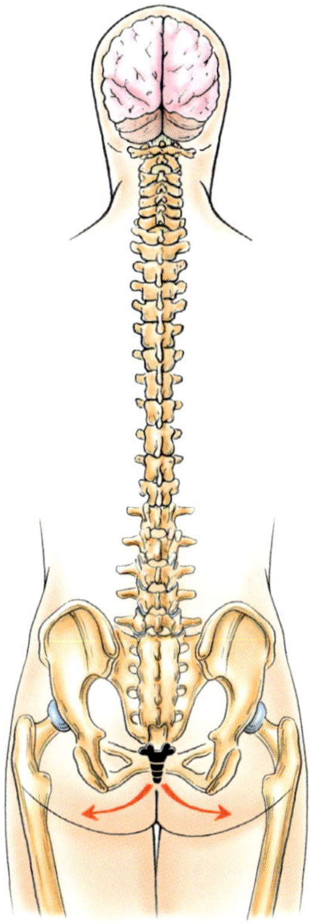

Kopf-Steißbein-Bewusstsein:
Wichtig für einen kräftigen Beckenboden

Praxisteil in Woche 2

In der zweiten Woche geht es um das Loslassen und Lockerwerden für den Schultergürtel. Dafür üben wir das Pendeln und Schwingen. Das rhythmische Armpendeln ist eine wohltuende Ganzkörperbewegung und unterstützt die rhythmische Herztätigkeit. Der Bewegungsimpuls erfolgt aus dem Becken. Es sollte immer ein fließender Wechsel von Spannung und Entspannung der Arme erfolgen.

Das Armschwingen aus dem fernöstlichen Kulturkreis hat sich für die Selbstregulation der Blasenfunktion als hilfreich erwiesen. Das Schwingen der Arme regt das parasympathische Nervensystem an, erhöht die Zellschwingung und steigert das Wohlbefinden. Außerdem wird der Stoffwechsel aktiviert, weil die Körperflüssigkeiten im Körper bewegt werden. Armpendeln und Armschwingen bewirken eine Beweglichkeit im Schultergürtel und eine gute Durchblutung von Hand-, Arm-, Schulter- und Nackenmuskeln.

Ihr Übungsplan im Stand in Woche 2

Wiederholen Sie die Standübungen 1 bis 12, die Sie bereits aus Woche 1 kennen und erweitern Sie dann die Übungsreihe um folgende drei Standübungen für den Oberkörper:

19. Armpendeln neben dem Körper (Puzzleteil 4)

1. Gleicher Haltungsaufbau wie bei Übung 1; entspannen Sie Ihre Gesichtsmuskulatur.
2. Pendeln Sie Ihre Arme aus dem Beckenraum heraus mit federnden Kniegelenken rhythmisch neben dem Körper vor und zurück.
3. Spüren Sie Ihren Atemfluss.

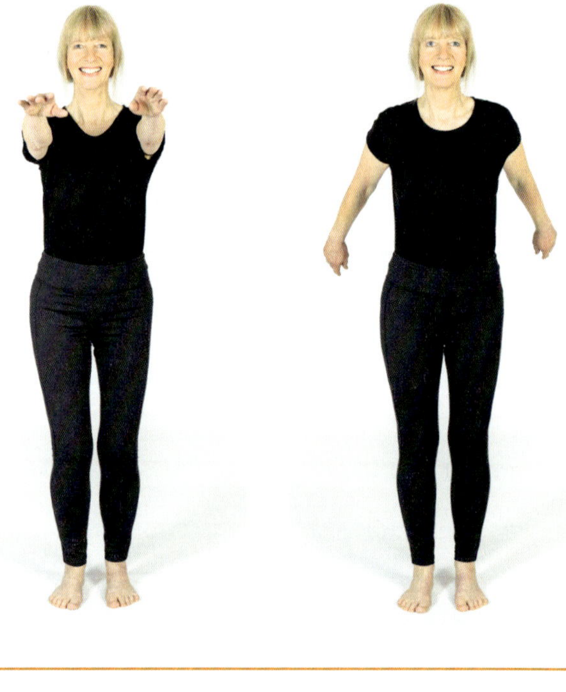

20. Armpendeln vor dem Körper (Puzzleteil 4)

1. Nehmen Sie eine kleine Grätsche ein. Gleicher Haltungsaufbau wie bei Übung 1. Strecken Sie die Arme zur Seite aus. Entspannen Sie Ihre Gesichtsmuskulatur.
2. Pendeln Sie ihre Arme aus dem Beckenraum heraus mit federnden Kniegelenken rhythmisch vor dem Körper und wieder zur Seite.
3. Spüren Sie Ihren Atemfluss.

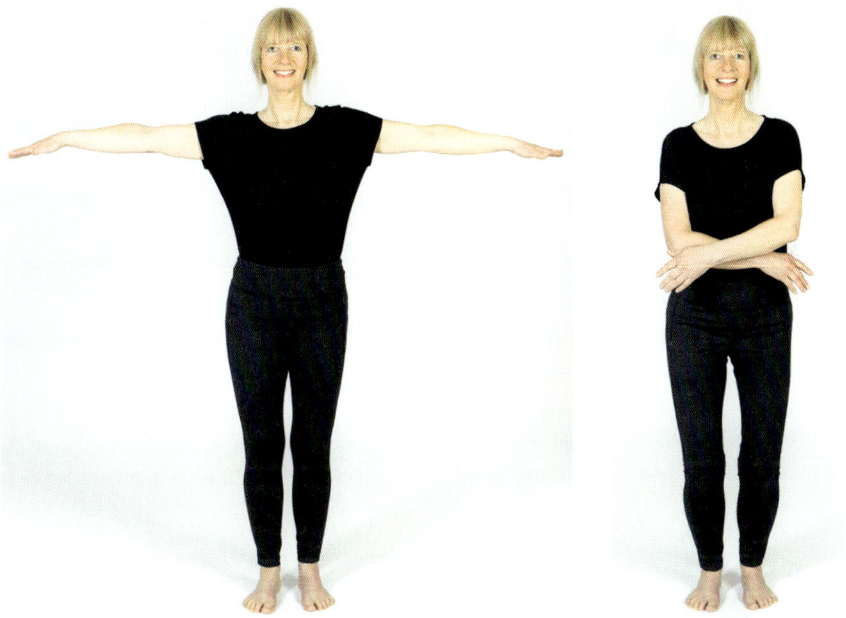

21. Armschwingen um den Körper (Puzzleteil 4)

1. Gleicher Haltungsaufbau wie Übung 1; entspannen Sie Ihre Gesichtsmuskulatur.
2. Die Kniegelenke werden leicht gebeugt. Sie spüren den stabilen Stand und erden sich in Ruhe.
3. Es folgt ein fließender Bewegungsablauf mit Wirbelsäulendrehung, der Kopf bleibt gerade. Der Blick zeigt zum Horizont.
4. Dabei geben Sie sich dem Armschwingen um den Körper mit entspannten Nackenmuskeln und entspanntem Bizeps hin.
5. Spüren Sie Ihren Atemfluss.
6. Lassen Sie ganz in Ruhe das Armschwingen ausklingen.

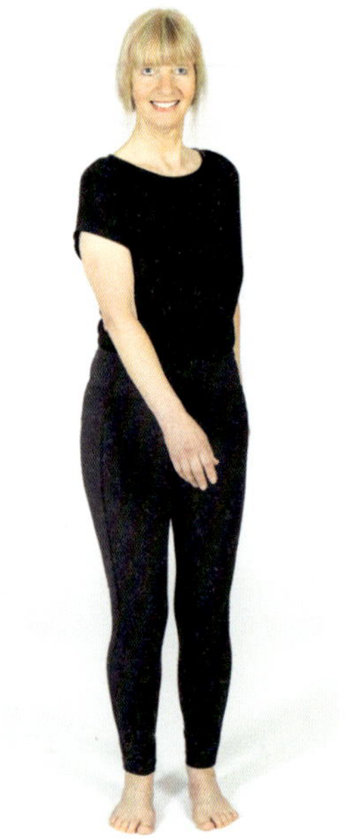

Vorstellungskraft: Wir sind in der Natur, wir atmen frei, sind sorglos und glücklich.

Im Folgenden finden Sie einen Übungsplan mit den Übungen, die Sie bisher gelernt haben, den Sie idealerweise möglichst zweimal in der Woche durchführen sollten:

Standübungen aus Woche 1 mit Schwerpunkt Unterkörper:
Standübung 1 Fußwippen
Standübung 2 Aktives Gehen
Standübung 3 Bein-Twist
Standübung 4 Bein abspreizen
Standübung 5 Hüftkreise
Standübung 6 Beckenkreise

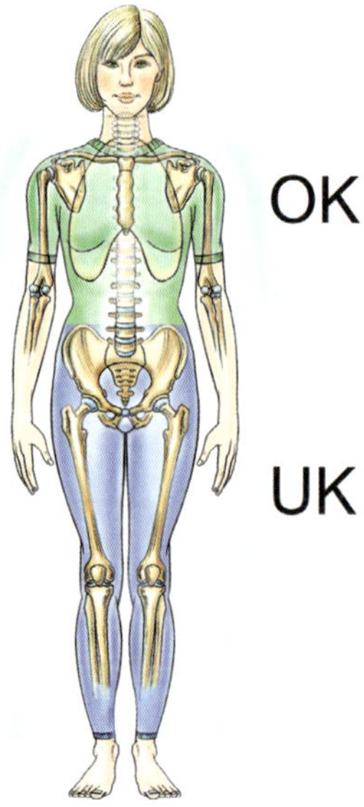

Neue Standübungen aus Woche 2 mit Schwerpunkt Oberkörper Nr. 19, 20, 21 integrieren, dann geht es weiter mit den folgenden Standübungen:
Standübung 7 Schultern und Arme lockern
Standübung 8 Brustkorb-Rotation
Standübung 9 Schulterkreise
Standübung 10 Armkreise
Standübung 11 Kopf-Rotation
Standübung 12 Kopf zur Seite neigen

Ihr Übungsplan am Boden und im Sitzen in Woche 2

Üben Sie die vier Bodenübungen aus Woche 1 präventiv oder als Therapie und erweitern Sie dann die Übungsreihe um die Bodenübung Nr. 25 – „vergnügtes Steißbein“. Außerdem lernen Sie eine Körperreise in die mittlere Beckenboden-Region und eine Basisübung kennen, um ein Gespür für die tiefe Beckenbodenschicht im Damm zu bekommen.

22. Körperreise: Ein Beckenboden – drei Beckenboden-Regionen (Puzzleteil 1)

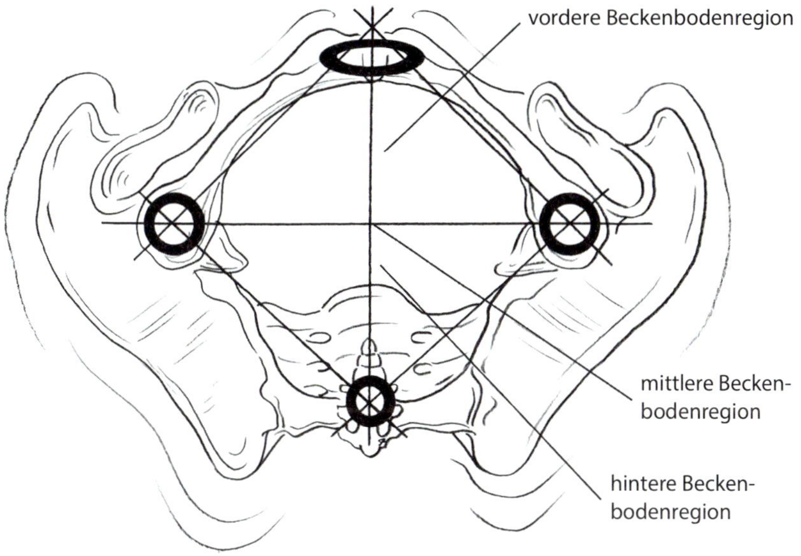

Ausgangsstellung: Setzen Sie sich mit aufrechter aktiver Körperhaltung auf einen Stuhl. Sie sitzen auf den Sitzbeinhöckern, mit neutraler Becken-Lenden-Region.

Ausführung: Stellen Sie sich im kleinen Becken ein Kreuz zwischen den vier Orientierungsknochen vor: den beiden Sitzhöckern, dem Steißbein und dem Schambein (s. Abb. oben). In diesem Kreuz befindet sich die mittlere Beckenboden-Region mit dem *Centrum tendineum perinei*. Dort befindet sich der mechanische Mittelpunkt der tiefen Beckenbodenschicht (*Musculus levator ani*). Ich nenne ihn den Dammpunkt. Von dort können Sie das Zusammenspiel der vier Core Muskeln im Core-System fördern.

Es folgt die hintere Beckenboden-Region mit dem analen Sphinkter und dem *Musculus coccygeus* („schwanzwärtig“, am unteren Abschnitt der Wirbelsäule gelegen). Dort können Sie Einfluss auf die Kontrolle des Darms nehmen. Der Darm geht durch den Beckenboden.

In der vorderen Beckenboden-Region liegt der U-Muskel um die Vagina und die Harnröhrenöffnung in der vorderen Vaginalwand. Dort können Sie Einfluss auf die Blase nehmen. Die Blase geht nicht durch den Beckenboden.

Für alle drei Beckenbodenregionen enthält mein Programm Wahrnehmungsübungen. Diese Unterteilung hat sich in der Praxis bewährt, weil die jeweiligen Beckenbodenregionen unterschiedliche Aufgaben haben. Es ist jedoch wichtig, sich klarzumachen, dass bei Frauen eine Einheit zwischen Schließmuskeln und Beckenboden besteht.

Bewegen Sie leicht Ihr Becken, um sich Ihre Schließmuskel- und Beckenbodeneinheit und Vagina in drei Beckenbodenregionen zu unterteilen:

- Im neutralen Becken sitzen Sie eher auf der mittleren Beckenboden-Region
- Im aufgerichteten Becken sitzen Sie eher auf der hinteren Beckenboden-Region
- Im gekippten Becken sitzen Sie eher auf der vorderen Beckenboden-Region

23. Körperreise in die mittlere Beckenboden-Region zum Dammpunkt (Puzzleteil 1)

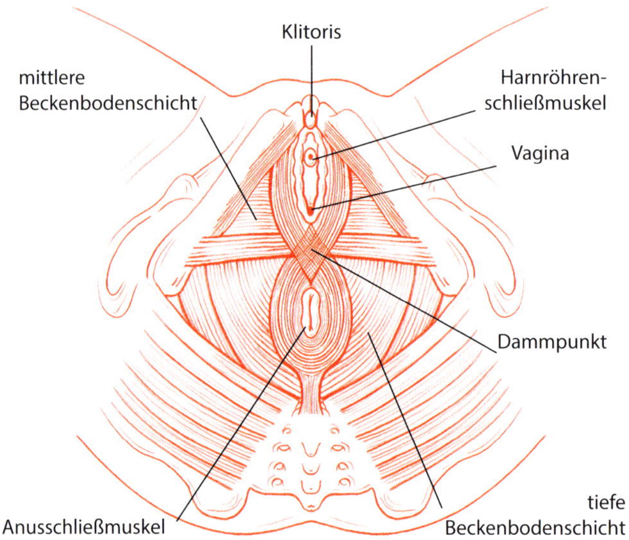

Legen Sie sich auf den Rücken mit beckenbreit aufgestellten Füßen. Überprüfen Sie mit den Händen die folgende Muskulatur auf eine mögliche Anspannung:

- Ihre Oberschenkelinnenseiten (Adduktoren)
- Ihr Gesäß
- Ihre Unterbauchmuskeln

Sind diese Muskeln angespannt? Durch die bewusste Entspannung der Muskulatur nehmen Sie Einfluss auf den Spannungsgrad der „Hilfsmuskeln" des Beckenbodens – auch später beim Anspannen der Dammregion.

Dann geht die Körperreise zur mittleren Beckenboden-Region. Es sollte eine ruhige Zeit im Liegen erfolgen, in der Sie in Ihr kleines Becken kommen. Eine neutrale Becken-Lenden-Region macht das Spüren der Dammregion einfacher.

Jede Frau hat einen individuell langen Damm, lassen Sie sich Zeit für die Ortung der Dammregion mit dem Dammpunkt. Tasten Sie mit der Fingerkuppe des Mittelfingers die Dammregion ab. Der mechanische Mittelpunkt der tiefen Beckenbodenschicht befindet sich in Ihrem Damm. Alternativ können Sie auch die Seitenlage einnehmen.

24. Basisübung: Tiefe Beckenbodenschicht im Dammpunkt ansteuern (Puzzleteil 5)

Ausgangsstellung: Seitenlage oder Rückenlage, einen Fuß aufstellen, das andere Bein entspannt im Liegen etwas anwinkeln. Die Wirbelsäule ist aufgerichtet, mit neutraler Becken-Lenden-Region. Der Kopf liegt entspannt und mit gelösten Kiefergelenken auf der Armbeuge. Spüren Sie Ihren Atemfluss.

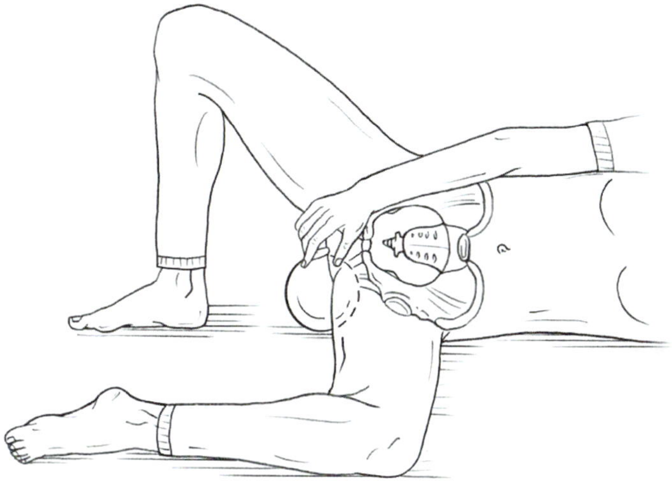

Wahrnehmen des Balls unter dem Dammpunkt

Ausführung: Nun berührt die Mittelfingerkuppe zart den Damm. Spüren Sie das Dammgewebe? Anschließend nur unter der Mittelfingerkuppe willentlich sanft den Damm beim Ausatmen ansteuern.

Durch diese Eigenpalpation (Eigenberührung) soll die Empfindungsfähigkeit im Dammpunkt gefördert werden. Wenn Sie sich nicht am Damm berühren möchten, können Sie alternativ Ihren Finger durch einen kleinen Ball ersetzen und damit Ihren

Damm erkunden. Dies funktioniert genauso gut wie eine Berührung mit dem Finger. Sie können auch Ihre Vorstellungskraft nutzen, wenn Sie sich nicht berühren möchten.

Aus der Praxis
Viele Frauen sind sich am Anfang unsicher, ob sie ihre tiefe Beckenbodenschicht spüren. Es fühlt sich wie eine zarte Regung oder Bewegung nach innen an.

Die tiefe Beckenbodenschicht arbeitet mit dem queren Bauchmuskel im Core-System zusammen. Deshalb kommt der Ausatmung eine besondere Bedeutung zu. Für die Koordination im Dammpunkt während der Ausatmung gönnen Sie sich individuell Ruhe und ein bisschen Geduld.

Die äußere Beckenbodenschicht reagiert nur sehr leicht auf eine sanfte Anspannung im Damm. Die Körperöffnungen fühlen sich nicht wesentlich verengter an. Die Durchblutung und der Energiefluss finden ausreichend statt.

Wahrnehmungsfragen:
Haben Sie den Dammpunkt geortet?
Fühlen Sie beim Anspannen eine zarte Regung unter Ihrer Fingerkuppe oder unter Ihrem Softball?
Wird Ihre Fingerkuppe beim Anspannen einen „Hauch" nach innen gesogen?
Wird Ihre Fingerkuppe am Damm durch die Unterbauchmuskeln nach außen gedrückt?
Spüren Sie keine Regung oder Bewegung unter Ihrer Fingerkuppe oder Ihrem Ball?

Aus der Praxis
Der Damm sollte beim Ansteuern der tiefen Beckenboden-Schicht nicht nach außen gedrückt werden. Haben Sie deshalb Geduld, die Koordination von Schließ- und Beckenbodenmuskeln im Damm zu üben. Nur wenige Frauen können auf Anhieb die automatisch arbeitenden Schließ- und Beckenbodenmuskeln bewusst zart ansteuern. Es wird mit zu viel Kraft angespannt. Durch wenige Wiederholungen in den nächsten Wochen schulen Sie Ihre Wahrnehmung in Ihrem Zentrum des Beckenbodens.

Manchmal sind Frauen mit einer Blasenentleerungsproblematik mit einer Dauerkontraktion der Schließ- und Beckenbodenmuskeln konfrontiert. Dann ist es sinnvoll, eine individuelle Regenerationsphase der Schließ- und Beckenbodenmuskeln, des Bindegewebes und der Bänder für die Organaufhängung im kleinen Becken durchzuführen. Das bedeutet, möglichst wenig im Alltag anzuspannen. Danach kann ebenfalls die Koordination von Schließ- und Beckenbodenmuskeln im Dammpunkt geübt werden.

Frauen mit einer Reizblase spüren bei willentlicher Anspannung eher den verengenden Schwellkörpermuskel (U-Muskel) um den Eingang der Vagina.

25. Bodenübung „vergnügtes Steißbein" (Puzzleteil 1)

1. Reiben Sie vor Beginn der Übung zur Ortung des Steißbeins mit einem Finger kräftig Ihr Steißbein.
2. Nehmen Sie den Knie-Ellbogenstütz ein. Ihre Unterschenkel liegen im beckenbreiten Abstand auf dem Boden und Ihre Oberschenkel sind senkrecht. Die Unterarme liegen auf dem Boden, sodass sich die Ellbogen unter den Schultern befinden. Das Brustbein anheben und das Becken hängen lassen. Der Unterkiefer ist entlastet.
3. Bringen Sie nun mit einer Leichtigkeit Ihr Steißbein „vergnügt" nach rechts und links durch eine fließende Bewegung. Das Becken wird fließend leicht mitbewegt. Das Gesäß sollte hinten bleiben und nicht eingezogen werden.
4. Auf den Atemfluss achten.

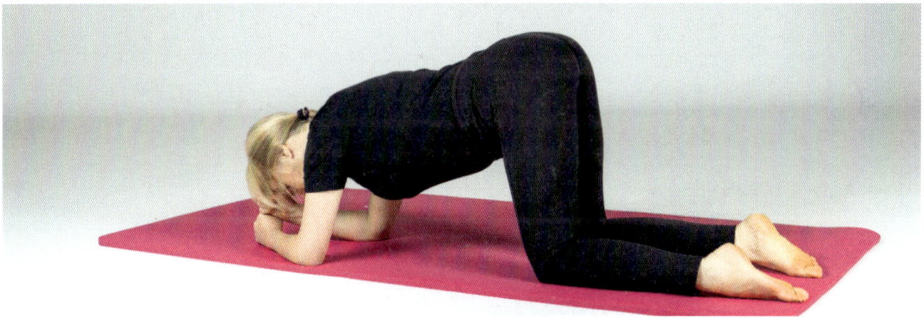

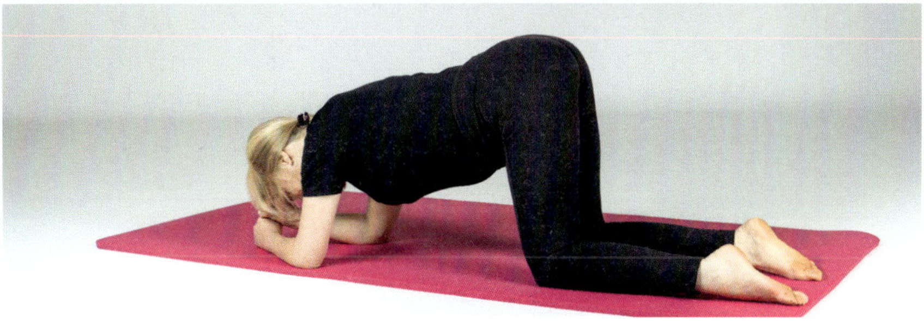

Aus der Praxis

Frauen mit einer Blasen- oder Darmentleerungsproblematik sind bei dieser Rumpfübung in der Kreuz-Steißbein-Region, im Becken und im 5. Lendenwirbelkörper sichtbar unbeweglich. Es braucht erst mal die Vorstellungskraft und Übung für den „schwanzwärtigen“ Steißbeinmuskel (*Musculus coccygeus*).

Ein steifes Weichteil Gesäß stoppt manchmal den Bewegungsfluss der Beckenbodenaktivität in der hinteren Beckenboden-Region.

WOCHE 3

Tschüss Dauerstress: Jede Blase braucht auch mal Entspannung

In unserer heutigen Zeit kommt es häufig zu Ruhelosigkeit und Dauerstress. In diesen Situationen entwickelt der Sympathikus („Flucht- und Kampfnerv") eine chronische Aktivität. Stresshormone wie Cortisol werden ständig ausgeschüttet und erzeugen einen inneren Druck, wodurch unsere Gefäße, Faszien und die Muskulatur automatisch mehr als nötig verengen bzw. verspannen. Meistens sind wir uns nicht bewusst, wie viel Druckbelastung (psychosomatische Stressreize) und Überspannung sich in unseren Alltag einschleicht. Dieser Druck dient als Spannungsbarometer und hinterlässt vor allem Spuren in der Kaumuskulatur und der Stimmritze sowie im Nacken- und Schulterbereich. Wir drosseln unwillkürlich unsere Luft- und Blutzufuhr. Durch die reduzierte Atmung bekommen unsere Zellen weniger Sauerstoff und unsere Leistungsfähigkeit sinkt.

Kennen Sie das auch? Machen Sie sich bewusst, wie Sie mit Stressreizen umgehen.

In dieser Woche lernen Sie, wie Sie Ihre Atmung als einen Sparringspartner nutzen können und wie ein beweglicher Schultergürtel für emotionale Kraft sorgt.

Beantworten Sie bitte zu Beginn der Woche 3 die folgenden Fragen zum Thema Dauerstress:

- Stehen Sie in Ihrem Tagesablauf unter Dauerstress?
- Ziehen Sie in belastenden Situationen häufig die Schultern hoch?
- Tragen Sie nachts eine Aufbiss-Schiene, weil Sie mit den Zähnen knirschen?
- Drücken Sie Ihre Zunge unbewusst im Ruhemodus an den Gaumen?
- Halten Sie bei Kraftanstrengung oder bei erhöhter Konzentration die Luft an?
- Neigen Sie bei Kälte und Zugluft zu Nackenschmerzen?

Wenn Sie mehr als zweimal mit Ja antworten, kann es sein, dass Sie zu viel Spannung in der Kau-Kiefer- und in der Nacken-Schulter-Region haben. Diese Dauerspannung kann sich reflektorisch auf die Atmung und den Beckenbodentonus auswirken. Machen Sie sich deshalb bewusst, wie viel Dauerspannung in Ihnen steckt und wie Sie diese auflösen können.

Aktivieren Sie den Parasympathikus („Ruhenerv"). Er sorgt für Entspannung und Regeneration. Hier ist besonders der vordere Vagus-Ast, der längste Nerv des Parasympathikus zu erwähnen. Dieser zehnte Hirn-Nerv wird als die „heimliche

Schaltzentrale“ für das soziale Kommunikationssystem bezeichnet. Das Gefühl von Geborgenheit und Sicherheit in der Gruppe ist essenziell wichtig für uns Menschen. Erst wenn wir uns sicher und geborgen fühlen, können wir Entspannung herstellen. Der methodische Aufbau des Übungsprogramms berücksichtigt daher das Wissen über den vorderen Ast des Vagusnervs und der sozialen Hirnnerven. Mehr über den Vagusnerv und das soziale Nervensystem erfahren Sie im Buch „Der Selbstheilungsnerv“ von Stanley Rosenberg.

Den vorderen Ast des Vagus-Nervs können wir durch Summen, Seufzen und Singen stimulieren. Auch das Hören von Musik, die auf einer Frequenz von 432 Hertz basiert, kann eine entspannende Wirkung von Körper und Geist fördern. Die Aktivierung des vorderen Astes hilft auch, belastende Emotionen auszugleichen, indem er das Gefühl von Sicherheit und Geborgenheit unterstützt.

Zu mehr Ruhe und Entspannung finden – das ist Ihr Etappenziel in Woche 3.

Ist Ihre Atmung im Fluss oder empfinden Sie im Alltag Überdruck?

Die Bedeutung bewussten Atmens wird oft unterschätzt. Zeitstress, Überlastung, Überforderung und emotionale Belastungen können zu Überdruck im Körper führen. Nicht selten leiden Betroffene unter Kau-Kieferproblemen und einem unausgeglichenen Atemrhythmus. Flache Brustatmung, Pressatmung, Luftanhalten und rigides Bauchmuskeltraining durch Crunches sind die Hauptverursacher dafür, dass die Atmung aus dem Tritt kommt. Wenn wir uns bewusst sind, warum es mit unserer Atmung hakt, können wir viel für unser Wohlbefinden und unsere Gesundheit tun.

Doch wo Überdruck ist, finden wir auch Unterdruck im Körper. Symptomatisch für Frauen, die unter Beschwerden in der Becken-Lenden-Region leiden, ist ein schwacher Bandscheibendruck. Es fehlt ihnen der Schutz des unteren Rückens durch die Tiefenmuskulatur der Lendenwirbelsäule.

Senkungen, wiederkehrende Blasenentzündungen, Inkontinenz oder eine Reizblase können folgen. Sollten Sie feststellen, dass Sie häufiger zur Toilette müssen als gewöhnlich, könnte das ein Anzeichen dafür sein, dass Ihre Blase eine Schwäche Ihres unteren Rückens kompensieren muss. Die Blase ist dann lediglich ein Symptomträger und meist nicht die Ursache. Nehmen Sie die Signale Ihrer Blase wahr, um Defizite Ihres Körpers aufzuspüren.

Mit jedem Atemzug schaffen Sie einen Druckausgleich im Brust- und Bauchinnenraum sowie in der Wirbelsäule. Hauptprotagonist ist das Zwerchfell als Rhythmusgeber im Core-System. Als Haupt-Einatemmuskel ist es mit seiner Kontraktion dafür verantwortlich, der Lunge Platz zu schaffen. Die Kontraktion in die Bauchhöhle bewirkt eine Organgymnastik für unsere Bauch- und Unterleibsorgane. Bei der Einatmung werden sie und damit auch die Blase sanft nach unten geschoben. Bei der Ausatmung wird das Zwerchfell vom Lungengewebe angesaugt und die stabilisierende tiefe Bauchmuskulatur unterstützt diesen Prozess. Die Bauch- und Unterleibsorgane werden sanft nach oben geschoben. So funktioniert der gesunde Atemvorgang normalerweise. Wenn man oberhalb des Schambeins einen Ultraschall durchführt, kann man diese gesunde „Organgymnastik" bei jedem Atemzug im Unterbauch beobachten, wenn die Blase gut gefüllt ist. Herrscht bei der Atmung ein Ungleichgewicht, wirkt sich das auch auf die Blasenfunktion aus. Werden Sie sich also Ihrer Atmung bewusst und achten Sie – vor allem auch in Stresssituationen – auf den Atemfluss.

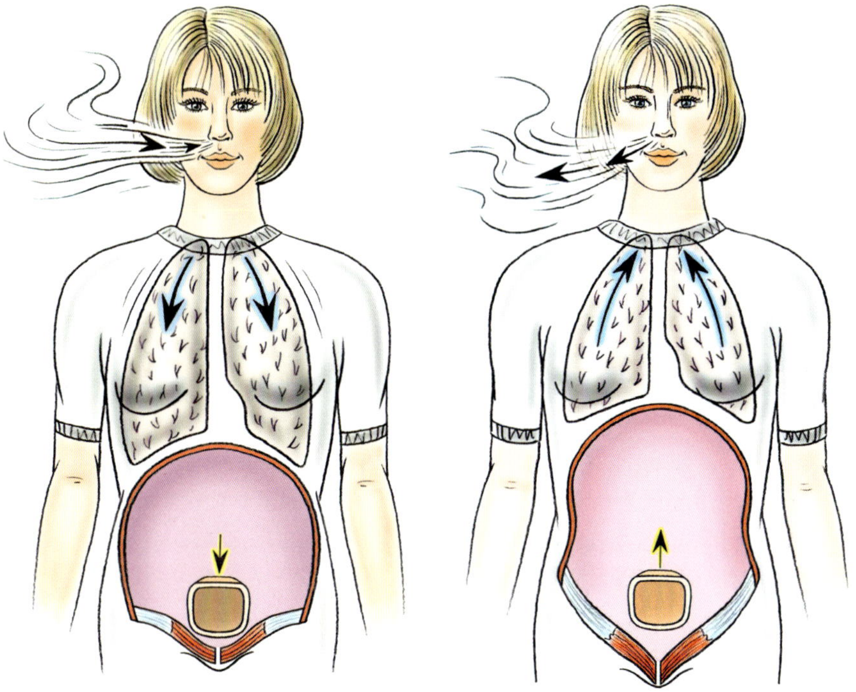

Organgymnastik der Blase beim Einatmen — Organgymnastik der Blase beim Ausatmen

Atmen ist pure Lebensenergie und mit der Organgymnastik tun Sie Ihrem Körper auf vielfältige Art und Weise Gutes:

- Sie regulieren Ihre Blasen- und Darmfunktion.
- Sie fördern den Druckausgleich im Bauchinnenraum.
- Sie verbessern die Zirkulation der Rückenmarksflüssigkeit.
- Sie intensivieren den Blut- und Lymphfluss.
- Sie erhöhen die Sauerstoffzufuhr in allen Zellen.
- Sie optimieren die CO_2-Ausscheidung.

Aus der Praxis
Der Erfolg einer Atemwahrnehmung stellt sich je nach individuellem Empfinden nach einigen Wochen oder länger ein. Frauen, die am Anfang verspannte Brust- und Bauchmuskeln hatten und drangeblieben sind, berichten mir, dass sie von einem Bauchraumgefühl profitieren.

Harmonie für Geist und Herz fördert die Nierenfunktion

Viele Menschen reagieren gestresst auf eine Reizüberflutung. Dadurch verspannt sich die Nackenmuskulatur, die Schultern werden nach oben gezogen und der Schultergürtel wird unbeweglich. Der Nacken und die Schultern sind aber das Bindeglied, welches Geist und Herz zusammenbringt. Diese Verbindung wird bei Verspannungen blockiert.

Im asiatischen Raum ist dies schon lange bekannt. Aber auch hierzulande sind beispielsweise in den Parks Menschen zu sehen, die mit fließenden Qi-Gong-Übungen wie dem imaginären „Wolkenschieben" den Schulter-Nacken-Bereich durch regelmäßiges Üben spielerisch pflegen.

Durch die Schultergürtel-Gymnastik wird der Herz-Lungen-Kreislauf angeregt. Das Herz als rhythmisches Organ zu pflegen, ist sehr gesund. Die dadurch entstehende Harmonie zwischen Geist und Herz sorgt für eine emotionale Kraft und verbessert die Ausscheidungsfunktion der Nieren und die Sammelfunktion der Blase. Gefäße und Organe werden besser mit Sauerstoff versorgt und Abfallstoffe schneller abtransportiert.

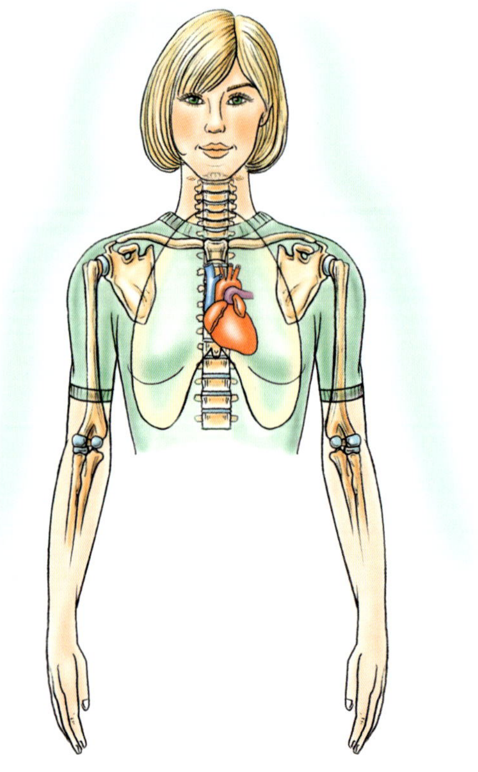

Hingabe beim Durchführen der Schultergürtelübungen führt zu Harmonie für Geist und Herz

Aus der Praxis
Die Teilnehmerinnen meiner Kurse berichten mir, dass sich kräftezehrende Blasenentzündungen durch bewegliche Schultergelenke erheblich verringern oder gar ganz der Vergangenheit angehören. Es lohnt sich also, die Schultergürtel-Gymnastik in Ihren Alltag zu integrieren.

Die Bedeutung des geraden Bauchmuskels für die Blase

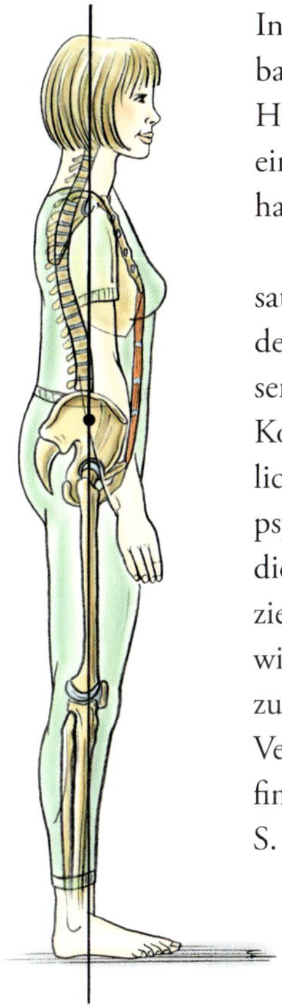

Gute Längsspannung für den geraden Bauchmuskel bei Reizblasenbeschwerden wichtig

In Woche 2 wurde die Spannungserkrankung Reizblase im Unterbauch-Becken-Bereich thematisiert. Durch das unangenehme Harndrangsyndrom ist die Blase oft negativ besetzt. Daran kann ein verspannter gerader Bauchmuskel als Ursache einen Anteil haben.

Ein verspannter gerader Bauchmuskel mit einem Sehnenansatz am Schambein (*Musculus rectus abdominis*) kann als „Beuger" den Unterbauch-Becken-Bereich unter Spannung und den Blasenauslass in Instabilität bringen. Das bedeutet eine unsichere Kontinenz mit Reizblasenbeschwerden, obwohl die Blase eigentlich in Ordnung ist. Möglicherweise spielen Auswirkungen von psychischem Stress wie Angst, Frustration und Resignation für die Verspannung des geraden Bauchmuskels eine Rolle. Dann zieht sich der Körper in der Körpermitte zusammen, Energie wird in den Muskeln gesammelt, bereitgestellt zur Verteidigung, zum Kampf oder zur Flucht. Oder der Körper wird hart: auch ein Versuch, seinen Core zu schützen. Weitere Informationen hierzu finden Sie im Buch „Körperhaltung" von Karin Albrecht auf S. 10.

Bei einer Fehlhaltung wirkt der gerade Bauchmuskel zudem häufig stützend an der Haltung mit, was ebenfalls zu einer Überspannung führen kann.

☞ **Der gerade Bauchmuskel ist ein globaler Beweger und sollte nicht stabilisierend an der Haltung beteiligt sein.**

Wie kann man sich den unbewusst verspannten geraden Bauchmuskel wieder bewusst machen?

Jeder verspannte Muskel kann am besten wieder in die Wohlspannung kommen, wenn der Gegenspieler gestärkt wird. Im Falle des geraden Bauchmuskels ist das die Muskelgruppe der großen Rückenstrecker. Dafür eignet sich Übung Nr. 32, die „Wirbelschlange“ (Diese wunderbare Bezeichnung für unsere Wirbelsäule stammt von dem Faszienspezialisten Robert Schleip. Herzlichen Dank dafür!). Ziel ist es hier, ein muskuläres Gleichgewicht zwischen den Rückenstreckern und dem geraden Bauchmuskel herzustellen. Eine Empfehlung für die Durchführung der „Wirbelschlange“ ist die bewusste Entspannung der Nackenbeuger.

Es ist auch empfehlenswert, für die Durchführung der „Wirbelschlange“ die spannungslösenden Maßnahmen

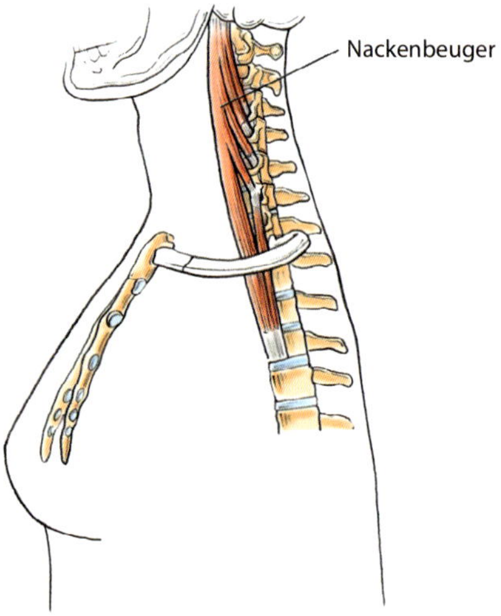

Nackenbeuger in Rückenlage seitlich am Hals entspannen, dann die „Wirbelschlange“ üben

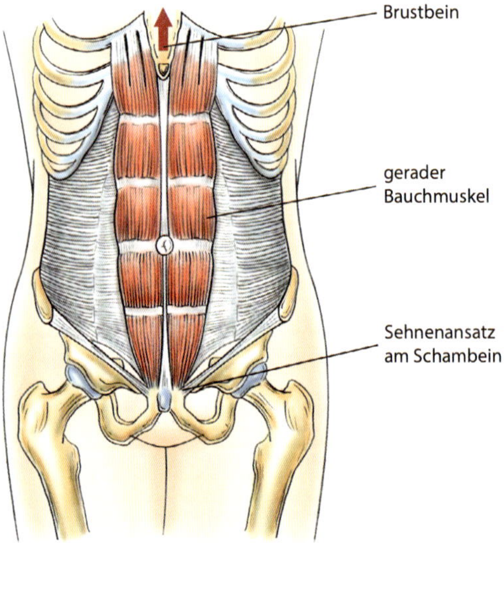

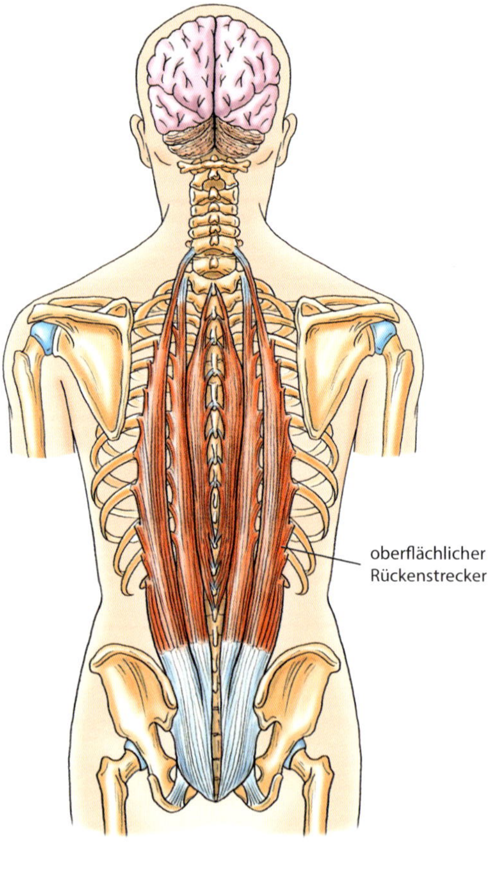

wie Gähnen und Seufzen für den Kau-Kieferbereich zu üben, um dadurch den geraden Bauchmuskel zu entspannen. Der gerade Bauchmuskel sollte sich in Rückenlage während der Atmung am Schambeinansatz bewegen. Eine bewegte Unterbauchmuskulatur ist fühlbar.

Praxisteil in Woche 3

Sie haben in den ersten beiden Wochen schon viel geschafft. Mit den nun folgenden neuen vier Standübungen trainieren Sie die Beweglichkeit der Arme sowie das muskuläre Zusammenspiel der Schulter-Nacken-Region. Es geht darum, ideale Voraussetzungen zu schaffen, damit Ihr Zwerchfell Sie beim Atmen gut unterstützen kann.

Fließende Bewegungen im Schultergürtel, in der Brustwirbelsäule mit Brustkorb und entspannter Kieferregion unterstützen das Zwerchfell. Durch das Anspannen der äußeren und inneren Zwischenrippenmuskulatur beim Ein- und Ausatmen findet ein Druckausgleich im Brustkorb statt. Auch die Nackenmuskulatur profitiert von den Standübungen und wird besser durchblutet.

Ihr Übungsplan im Stand in Woche 3

Wiederholen Sie die Standübungen der ersten und zweiten Woche. Es ergibt sich dabei für den Oberkörper ein neuer Ablauf:

1. Fußwippen (Übung Nr. 1)
2. Aktives Gehen (Übung Nr. 2)
3. Bein-Twist (Übung Nr. 3)
4. Bein abspreizen (Übung Nr. 4)
5. Hüftkreise (Übung Nr. 5)
6. Beckenkreise (Übung Nr. 6)
7. Armpendeln neben dem Körper (Übung Nr. 19)
8. Armpendeln vor dem Körper (Übung Nr. 20)
9. Armschwingen um den Körper (Übung Nr. 21)
10. Schultern und Arme lockern (Übung Nr. 7)
11. Brustkorb-Rotation (Übung Nr. 8)
12. Schulterkreise (Übung Nr. 9)
13. Armkreise (Übung Nr. 10)
14. Kopf-Rotation (Übung Nr. 11)
15. Kopf zur Seite neigen (Übung Nr. 12)

Erweitern Sie die Übungsreihe um folgende vier Standübungen für den Oberkörper:

26. Armwellen (Puzzleteil 3)

1. Nehmen Sie einen schulterbreiten Stand ein. Gleicher Haltungsaufbau wie bei Übung 1. Entspannen Sie Ihre Gesichtsmuskulatur.
2. Bewegen Sie mit Armwellen fließend nacheinander zuerst die Schultergelenke, dann die Ellbogengelenke, dann die Handgelenke und die Fingergelenke zur Seite. Es dürfen auch kleine Armwellen sein. In der Achselhöhle bleibt genügend Raum.
3. Alternativ synchron die Arme seitlich „wie ein fliegender Adler" fließend bis zur Schulterhöhe bewegen. Es dürfen auch kleine Flügelschwingungen sein. In der Achselhöhle bleibt genügend Raum.
4. Die Kniegelenke werden im Wechsel gebeugt und gestreckt.

Vorstellungskraft: Wir sind in der Natur, wir atmen frei, sind sorglos und glücklich.

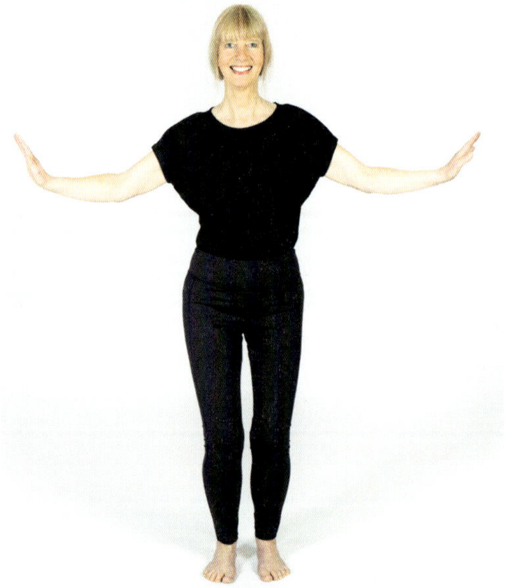

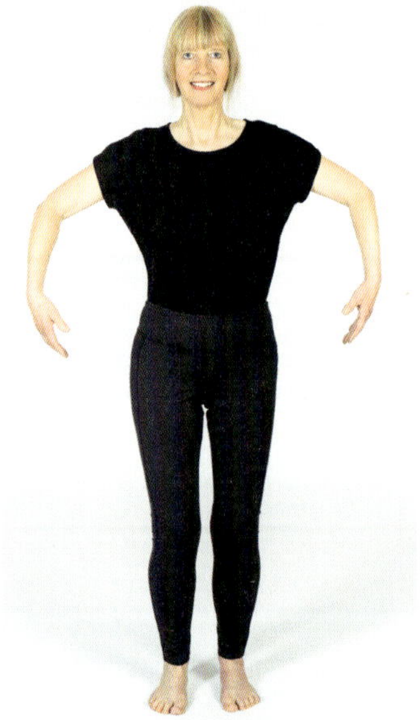

27. Wolken schieben (Puzzleteil 3)

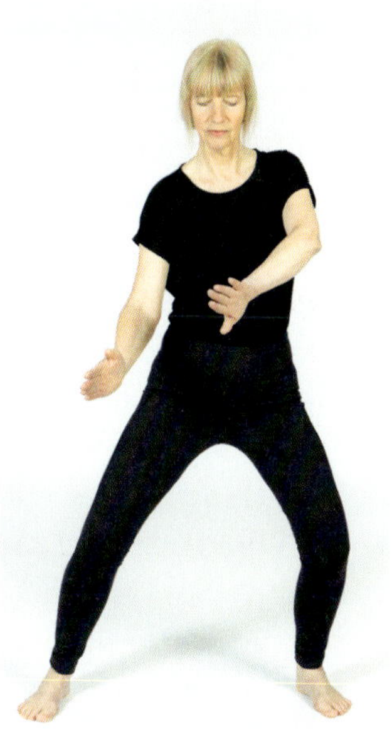

1. Nehmen Sie einen Ausfallschritt nach rechts ein. Gleicher Haltungsaufbau wie Übung 1. Entspannen Sie bewusst Ihre Gesichtsmuskeln.
2. Bewegen Sie die Arme vor dem Körper fließend auch nach rechts.
3. Dann beide Arme synchron nach links mit den Beinen in den Ausfallschritt nach links bewegen.
4. Die gestreckten Hände schieben vor dem Körper eine „Wolke“ mit sanfter Kraft nach links. Die Augen folgen der Bewegung.
5. Dann drehen Sie die Arme beweglich im Schultergelenk in die rechte Richtung, dabei werden die Hände locker.
6. Dann geht es im Bewegungsfluss mit der nächsten „Wolke“, die nach rechts mit gestreckten Händen geschoben wird.
7. Die Beine folgen synchron in den rechten Ausfallschritt.

Vorstellungskraft: Wir sind in der Natur, wir atmen frei, sind sorglos und glücklich.

28. Flankendehnung (Puzzleteil 3)

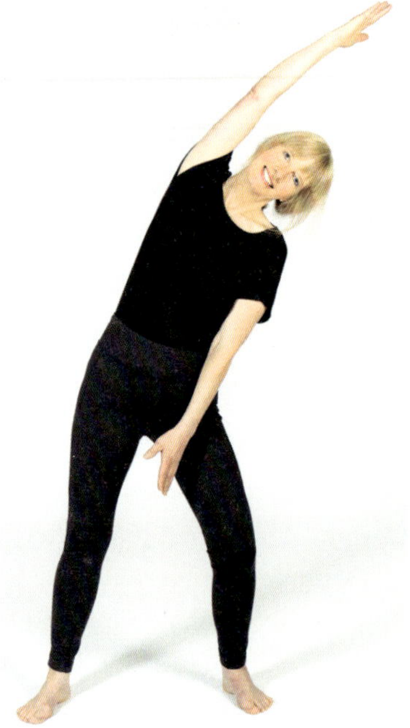

1. Nehmen Sie eine kleine Grätsche ein. Gleicher Haltungsaufbau wie Übung 1. Entspannen Sie bewusst Ihre Gesichtsmuskulatur.
2. Strecken Sie die Arme zur Seite in Schulterhöhe.
3. Dann führen Sie den rechten Arm seitlich über den Kopf, der linke Arm wird vor dem Unterbauch geführt.
4. Gleichzeitig beugen Sie leicht das linke Kniegelenk für einen stabilen Stand.
5. Die Wirbelsäule wird kontrolliert leicht zur Seite gebeugt.
6. Führen Sie bewusst eine Flankendehnung im Atemfluss durch.
7. Dann gehen Sie wieder zurück in die Grätsche mit seitlich ausgestreckten Armen.
8. Es erfolgt ein Seitenwechsel.

29. Arm-Twist (Puzzleteil 3)

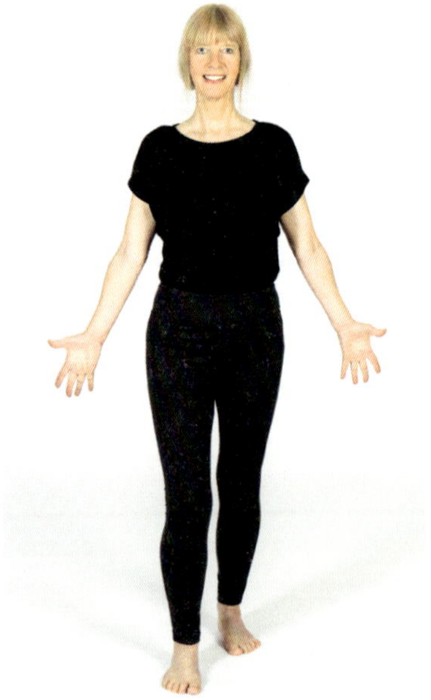

1. Nehmen Sie eine Schrittstellung ein. Gleicher Haltungsaufbau wie bei Übung 1. Entspannen Sie bewusst die Gesichtsmuskeln.
2. Die Arme werden seitlich am Körper gestreckt.
3. Dabei werden die Schultern aktiv nach unten auf den Brustkorb gelegt.
4. Dann werden die Arme im Wechsel nach außen gedreht (Außenrotation). Die Hände sind dabei gestreckt.
5. Dann werden die Arme nach innen gedreht (Innenrotation). Die Hände bleiben gestreckt.
6. Dann erfolgt ein Schrittwechsel.

Ihr Übungsplan am Boden in Woche 3

Üben Sie die folgenden bisher gelernten Übungen aus Woche 1 und 2:

- Beckenuhr (Woche 1)
- Hüfttwist (Woche 1)
- Hüfttanz (Woche 1)
- stabiler Vierfüßler- und Dreifüßlerstütz (Woche 1)
- „vergnügtes Steißbein" (Woche 2)

In dieser Woche lernen Sie zwei weitere Basisübungen kennen. Diese Basisübungen für die Kau- Kieferregion und die Atemwahrnehmung sind kein fester Bestandteil Ihres Wochenplans. Probieren Sie beides aus und integrieren Sie diese zwischendurch in Ihrem Tagesablauf, wenn Sie Ihnen guttun.

30. Basisübung: Mundraumentspannung entwickeln (Puzzleteil 5)

Als Nächstes folgt die Wahrnehmung des Mundraums, denn es gibt eine Wechselwirkung zwischen der Spannung des Mundbodens und derjenigen des Beckenbodens. Eine bewusste Mundraumentspannung verändert gleichzeitig die Spannung in allen Beckenbodenstrukturen. Besonders im Fall von hohem Restharn, Detrusor-Sphinkter-Dyskoordination oder einer Reizblase kann die Mundraumentspannung die Beckenbodenentspannung während der Entleerung positiv beeinflussen.

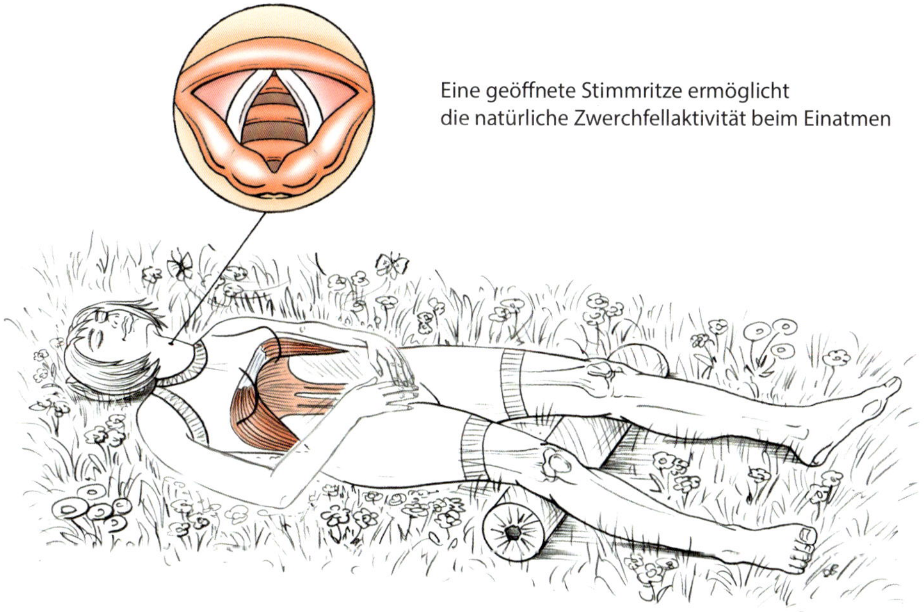

Eine geöffnete Stimmritze ermöglicht die natürliche Zwerchfellaktivität beim Einatmen

Ausgangsposition: Wählen Sie die Rückenlage oder setzen Sie sich.
Ausführung:

- Lockern Sie zuerst die Lippen durch ein „Schnauben".
- Machen Sie den Kussmund: Lippen (*Musculus orbicularis oris*) nach vorn spitzen und wieder breit ziehen.
- Dehnen Sie Ihre Kaumuskulatur, indem Sie den Mund weit öffnen. Dann den Mund wieder schließen. Spüren Sie gelöstere Kiefergelenke? Gut.
- Lenken Sie nun Ihre Aufmerksamkeit in den Mundraum. Wo liegt Ihre Zunge? Mittig im Mundraum? Gut. Oder im Mundboden? Gut. Oder am Gaumen? Am Gaumen sollte die Zunge nur beim Schluckvorgang liegen.
- Üben Sie mit geschlossenen Lippen einige Zungenkreise. Die Zunge beweglich zwischen Oberlippe und oberer Zahnreihe und zwischen Unterlippe und unterer Zahnreihe hin- und hergleiten lassen. Anschließend kann die Zunge mittig im Mundraum entspannen. Spüren Sie Ihre beanspruchte Zungenmuskulatur? Die Zungenmuskulatur kann gerne täglich trainiert werden.
- Seufzen – die Stimmritze ist dann weit geöffnet. Ist ein Wohlbefinden spürbar?
- Summen Sie ca. drei Minuten „Mmmmh …", um Ihre Stimmbänder zum Vibrieren zu bringen. Ist eine Vibration am Kehlkopf spürbar? Dann machen Sie alles richtig.

Entwickeln Sie ein Mundraumgefühl. Wo befindet sich Ihre Zunge und wie fühlt sich Ihr Mundraum an? Haben Sie mehr Platz für Ihre Zunge? Wenn ja, wäre das positiv für die Kieferregion. Nach einiger Zeit der Übung sind Sie sensibilisiert für den Wechsel zwischen Anspannung und Entspannung im Mundraum. So können Sie bei Bedarf spontan für mehr Wohlbefinden im Körper sorgen. Die Stimmritze zwischen den Stimmbändern ist dann weiter geöffnet.

31. Basisübung: Atemwahrnehmung entwickeln (Puzzleteil 4)

Voller Hochachtung möchte ich Frau Prof. Ilse Middendorf (1920 bis 2009) erwähnen, die die Lehre des Erfahrbaren Atems entwickelt hat. Middendorf sagte in einem Interview im Magazin *Quivive*, dass sich in früheren Zeiten eigentlich keiner dafür interessiert hätte, wie sich eine Atembewegung fortsetzt. Sie äußerte die Überzeugung, dass über die Atembewegung das Seelische und Geistige zu erreichen ist und dass im Grunde genommen erst eine Ganzheit des Menschen entstehen kann, wenn der Leib dabei ist. Ihre Sichtweise ist 2025 noch genauso aktuell. Der Begriff „Leib" wird häufig nicht mehr in unserem Sprachgebrauch verwendet. Er steht für das Lebendige.

Ihre elementare Atemformel lautet: „Ich lasse den Atem kommen, ich lasse ihn gehen und warte, bis er wiederkommt." Dies ist deswegen so elementar, weil der Atemvorgang im Unterbewusstsein gesteuert wird – dabei steuert der Sympathikus die Einatmung und der Parasympathikus die Ausatmung. Daraus erfolgt, dass mit bewusst eingesetzten Atemübungen erst begonnen werden sollte, wenn der unwillkürliche Atem frei fließt.

Einige Menschen orientieren sich vor allem am Einatmen, sobald sie an ihre Atmung denken. Sie atmen angestrengt nach Luft, anstatt ihrem Atem zu vertrauen und sich ihm zu überlassen. Deshalb stresst die bewusste Atmung einige Menschen. Möglicherweise sind emotionale Blockaden mit Verspannungen in der Kaumuskulatur, in der Zwischenrippenmuskulatur, in der Brustmuskulatur und in der Bauchmuskulatur ein Thema, wenn sich die Einatmung nicht leicht anfühlt.

Es geht hier in der Basisübung ausschließlich darum, den Atemvorgang zu erfahren, ihn ins Bewusstsein zu holen, anstatt ihn zu bewerten oder ihn zu verändern, also beispielsweise tiefer in die Lunge zu atmen.

Ausgangsposition: Wählen Sie die Rückenlage, und führen Sie gerne einleitend die vorherige Mundraumentspannung aus. Atmen Sie möglichst durch die Nase. Die Hände berühren je nach Armlänge seitlich oder am Unterbauch die Bauchwand.

Ausführung: Lenken Sie die Aufmerksamkeit auf Ihren Körper am Boden. Scannen Sie mit Hingabe Ihren Körper:

- die Beine
- das Gesäß
- das Becken
- den unteren Rücken
- den oberen Rücken
- die Rückenrippen
- die Schulterblätter
- die Schultern
- die Arme
- den Hinterkopf

Gehen Sie dann in die Selbstbeobachtung Ihres Atemvorgangs:

- Nehmen Sie Ihren Atem bewusst wahr.
- Können Sie sich ihm überlassen, Ihre Einatmung kommen lassen?
- Nehmen Sie die Atembewegung in Ihrem Leib wahr.
- Können Sie Ihre Ausatmung gehen lassen?
- Nehmen Sie die Atembewegung in Ihrem Leib wahr.
- Gab es nach Ihrer Ausatmung eine Pause?
- Gab es nach Ihrer Ausatmung keine Pause?
- Warten Sie, bis die Einatmung von selbst kommt.
- Beobachten Sie Ihren Atem, solange Sie möchten.

Rekeln Sie anschließend sanft Ihre Arme, Ihre Beine, dann den ganzen Körper. Rekeln ist eine wohltuende Mischung aus Anspannung und Dehnung der Muskeln.

Aus der Praxis

Ihren Atemvorgang ins Bewusstsein zu holen, ist nach meiner Erfahrung für viele Frauen die größte Hürde im Programm. Wir haben die Entwicklung des Atembewusstseins in der Kindheit nicht erlernt. Ich empfehle, am Anfang ein bis zwei Atemzüge in die Beobachtung zu holen. Sich eher von der Einatmung überraschen zu lassen. Anschließend den Fokus auf andere Tätigkeiten zu lenken.

Es geht um das Vertrauen in die eigene Atmung und ums Loslassen der Atemkontrolle. Deshalb darf es auch viel länger als 6 Wochen dauern. Der Weg ist das Ziel.

In einer Gruppe fühlt meist mindestens eine Teilnehmerin, dass sich in Rückenlage ihre Zunge gegen den oberen Gaumen drückt. Das wirkt sich kontraproduktiv auf den Atemrhythmus aus. Die Teilnehmerinnen sind meist überrascht darüber, dass eine bewegliche Zunge der Schlüssel zum mühelosen Einatmen sein kann. Die Zwerchfellaktivität braucht ein harmonisches Zusammenspiel zur geöffneten Stimmritze. Dadurch wird der Brust- und Bauchraum besser durchblutet, Energie kann fließen. Verspannungen in der Brust- und Bauchmuskulatur nehmen ab. Reizblasenbeschwerden werden gelindert.

Zwerchfellatmung ist immer Blasentherapie.

Wichtiger Hinweis: Im Fall von Psychosen, Depressionen und Drogenabhängigkeit kann die bewusste Atemerfahrung in Ruhe kontraproduktiv sein. Klären Sie mit Ihrem Facharzt, ob Sie die Atemwahrnehmung durchführen können.

32. Bodenübung „Wirbelschlange" (Puzzleteil 8)

1. Nehmen Sie eine entspannte Rückenlage ein, die Füße sind hüftbreit aufgestellt. Spüren Sie bewusst Ihre neutrale Becken-Lenden-Region auf der Matte. Ihr Brustkorb ist gestreckt. Die Arme sind seitlich in Schulterhöhe ausgestreckt. Der Hinterkopf ruht auf der Unterlage.
2. Lassen Sie sich mental auf die Bodenmatte „fallen" – der Boden gibt Ihnen Halt. Dadurch entspannen Sie bewusst sowohl die Nackenbeuger als auch den geraden Bauchmuskel.
3. Beginnen Sie dann die Lendenwirbelsäule langsam nach rechts und links zu schlängeln. Das Becken wird seitlich mitbewegt. Die Beine bleiben dabei relativ ruhig.
4. Dann folgt die Brustwirbelsäule. Schlängeln Sie langsam die Brustwirbelsäule und den Brustkorb nach rechts und links in entgegengesetzter Richtung zur Lendenwirbelsäule. Die Arme werden dabei nach rechts und links zur Seite gestreckt.
5. Die Halswirbelsäule und der Hinterkopf schlängeln langsam in die gleiche Richtung wie die Lendenwirbelsäule nach rechts und links.

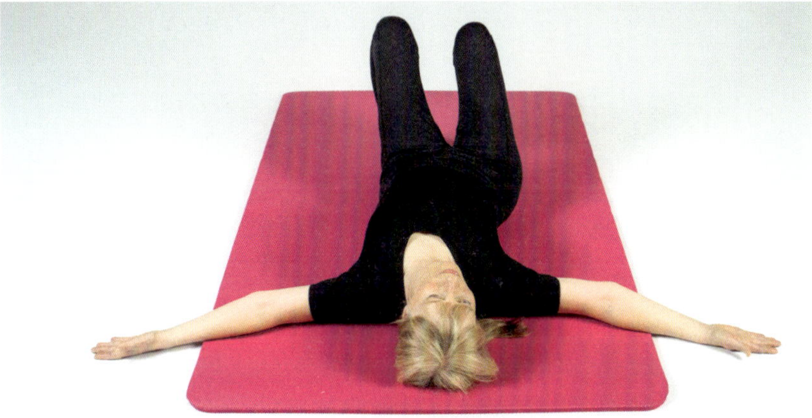

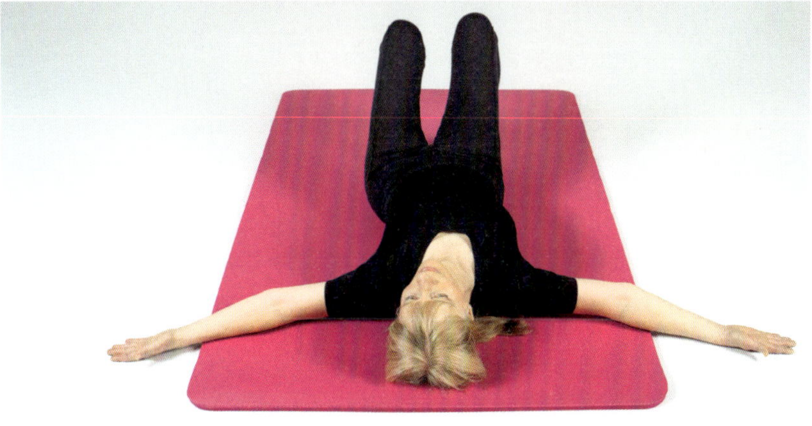

Aus der Praxis

Bei Frauen mit einer Reizblase, häufigen Blasenentzündungen und hohem Restharn besteht ein muskuläres Ungleichgewicht zugunsten der geraden Bauchmuskulatur. Darunter leidet die nervale Versorgung der Wirbelsäule, im Becken und in den Beinen.

Diese Rumpfübung bringt eine sanfte Aktivierung für die Rückenstrecker-Muskelgruppe. Es lohnt sich, für die „Wirbelschlange" Zeit und Geduld zu investieren, um eine dynamische und funktionale neuromuskuläre Brücke zwischen dem Kreuzbein, der Wirbelsäule und dem Hinterkopf zu entwickeln. Die Reizleitung zwischen Gehirn und Blase wird deutlich verbessert.

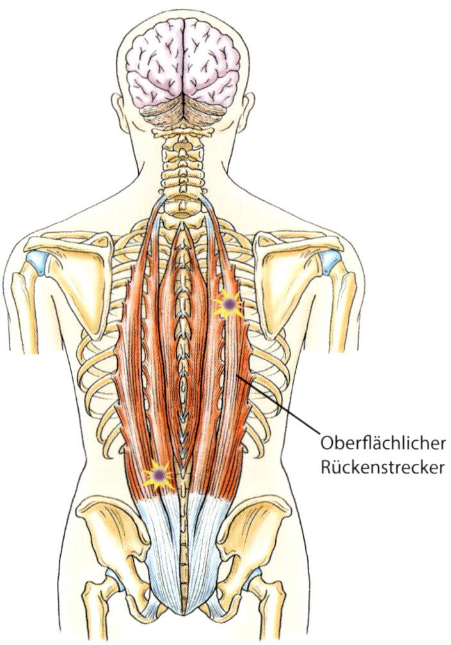

„Selbstmassage" durch „Wirbelschlange" bei Hartspann; hilfreich auch bei Blasenproblemen

WOCHE 4

Pflegen Sie Ihren Psoas für Beckenboden und Blase

Viele Stunden sitzend in der gleichen Haltung zu verbringen, mindert die Durchblutung in unseren Beinen. Besonders der Psoas leidet unter dem passiven Sitzen. Dadurch können sich unter anderem Lendenwirbelsäulenbeschwerden und Blasenstörungen entwickeln.

Beantworten Sie bitte zu Beginn der Woche 4 die folgenden Fragen zu Ihrem Sitzverhalten:

1. Sitzen Sie mehr als fünf Stunden am Tag?
2. Sitzen Sie oft mit übergeschlagenen oder angezogenen Beinen?
3. Fehlt Ihnen der entsprechende aktive körperliche Ausgleich für das lange Sitzen?
4. Liegen Sie nachts auf der Seite mit angewinkelten Beinen unter dem Bauch (Embryohaltung)?

Wenn Sie auf mehrere dieser Fragen mit Ja antworten, haben Sie zu viele passive Beugereize im Alltag. Dann sollten Sie darauf achten, mit aktiven Beuge- und vor allem Streckreizen wie beispielsweise beim Gehen einen gesunden Ausgleich zu schaffen. Machen Sie sich bewusst, wie viele Stunden des Tages Sie sitzend oder mit wenig Bewegung verbringen, und sorgen Sie für aktive Pausen. Hierfür bieten sich auch die hier folgenden Standübungen für den Unterkörper an.

Wie bereits im Puzzleteil 9 erklärt, ist der Psoas der einzige Rumpfmuskel, der den Oberkörper direkt mit der Hüfte und den Beinen verbindet. Deshalb ist er direkt oder indirekt an den meisten unserer Bewegungen beteiligt. Funktioniert dieser Muskel in der Körpermitte, wird der Beckenboden vor Überlastung geschützt. Auch für den Darm ist Bewegung wichtig.

Das ist Ihr Etappenziel in Woche 4.

Sitzen schadet dem Psoas

Wenn wir sitzen, ist die Hüfte gebeugt, und die sogenannten Hüftbeuger sind passiv, ohne gegen einen Widerstand arbeiten zu müssen. Die Hüftbeuger – oder Hüftbeugemuskeln – sind der Psoas und der *Musculus iliacus*. Sie sind für die Beugung der Hüfte zuständig und unterstützen uns dabei, die Knie beim Laufen nach vorne zu drücken. Sie sind wichtig, damit wir uns überhaupt fortbewegen und ein Bein vor das andere setzen können. Beim Sitzen lastet das Gewicht des Oberkörpers auf dem Beckenboden und der Unterkörper ist inaktiv. Deshalb ist bei Menschen, die viel sitzen, der Psoas häufig verspannt und funktionell verkürzt, oft auch seine Faszien und die seiner mitarbeitenden Muskeln an der Hüfte, an Gesäß und Oberschenkelmuskulatur.

Die unterschätzte Bedeutung des Gesäßes für den Beckenboden

Das Gesäß zu bewegen ist in südlichen Ländern gang und gäbe und Ausdruck von Lebensfreude. Besonders deutlich wird dies beim Tanzen. Wer sich einmal im Salsa-Tanzen ausprobiert hat, weiß, dass das Gesäß nach hinten gehört. Die Hüften sind dabei während der Bewegung aktiv gebeugt. Das ist der große Unterschied zum Sitzen. Beugung ist gut, aber nur, wenn sie aktiv durchgeführt wird.

In der Fitnessbranche wird der große Gesäßmuskel (*Musculus gluteus maximus*) als Kraftquelle bezeichnet. Er stabilisiert unermüdlich das Becken und auch den Rumpf. Er gehört zur hinteren äußeren Hüftmuskulatur. Durch das „Vielsitzen" entsteht häufig eine Steifheit im Bindegewebe. Das verspannte Gesäß wirkt eingezogen und verspannt auch den Beckenboden.

Kann der große Gesäßmuskel seine Aufgabe als Hüftstrecker nicht mehr oder nur noch eingeschränkt ausüben, weil er einfach zu wenig benutzt wird, übernehmen die hintere Oberschenkelmuskulatur und die Rückenstrecker-Muskelgruppe diese Aufgaben. Wie in einem guten Team springen sie ein, wenn ein Mitglied ausfällt. Kurzfristig ist das kein Problem, aber langfristig führt es zu einer Verspannung der oberflächlichen Rückenmuskulatur und der Oberschenkelmuskulatur, wenn diese dauerhaft Überstunden machen müssen.

Beobachten Sie einmal Folgendes: Wenn Sie beim Einschlafen in der Seitenlage mit leicht angezogenen Beinen liegen, ist Ihr Gesäß dann hinten? Denken Sie an die natürliche Lordose in Ihrer Lendenwirbelsäule. Dann machen Sie alles richtig,

Aus der Praxis
Bei Blasenstörungen wird das Gesäß von Urologen in der Diagnostik und Therapie nicht genügend berücksichtigt. Damit wird eine mögliche Ursache für Blasenbeschwerden gar nicht gesehen. Die Frauen in meinen Kursen merken schnell eine Verbesserung ihrer Blasenbeschwerden, wenn sie ihren großen Gesäßmuskel durch aktive streckende Bewegung einbeziehen.

Psoas-Dehnung beim Gehen

Wann sind Sie das letzte Mal barfuß gelaufen? Die meisten Menschen tun dies eher selten. Dabei ist Barfußlaufen auf der Erde so gesund, weil automatisch beide Muskelgruppen der Beine angesprochen werden. Es geht darum, das Zusammenspiel beider Muskelgruppen zu fördern: Streckende und beugende Muskeln sind Gegenspieler, die nur zusammen optimal funktionieren. Das wiederum wirkt sich positiv auf die Grundspannung der tiefen Beckenbodenschicht aus, die zur Beuger-Kette gehört. Wenn wir nicht gerade eine volle Blase haben, muss der Beckenboden im Alltag nicht künstlich angespannt werden, um ihn anzusteuern; dies kann auch über die Muskelketten der Beine geschehen.

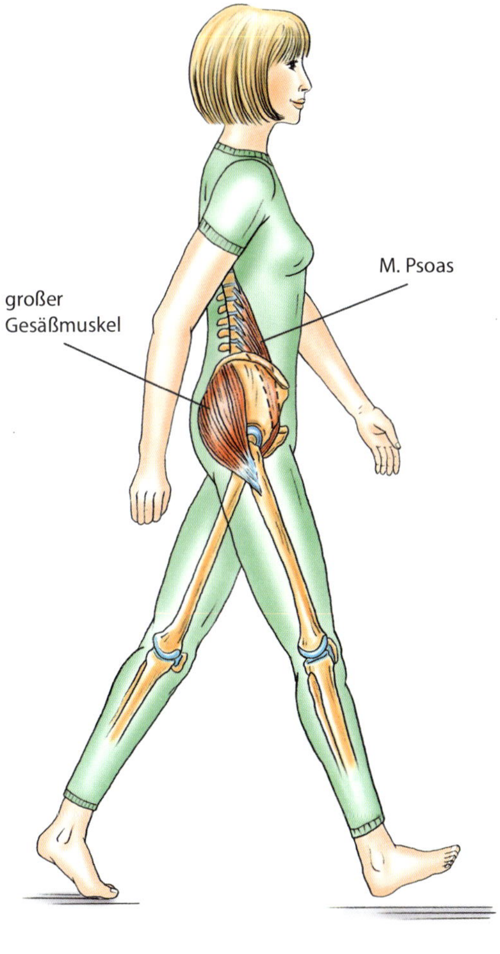

Wenn wir uns aber beim Gehen in den Schritt fallen lassen, können wir beispielsweise eine volle Blase nicht mehr halten, weil die tiefe Beckenbodenschicht nicht stabilisierend arbeitet. Viele Menschen wissen gar nicht, dass Unsicherheiten der Blasenkontrolle mit untrainierten beugenden Beinmuskeln zusammenhängen können. Deshalb lohnt es sich, beide Muskelketten der Beine stärker zu trainieren. Zusätzlich wirkt die Ausrichtung des Psoas vom Rumpf zu den Beinen unterstützend.

Das Becken sollte also bei der Gewichtsverlagerung der Beine gerade gehalten werden. Ausprobieren können Sie dies beim Gehen mit größeren Schritten, beim Wandern oder Treppensteigen.

Zur Beuger-Kette gehören die vordere Schienbeinmuskulatur, die hintere Oberschenkelmuskulatur und die Hüftbeuger. Diese Kette hat die Funktion, die Beine und den Rumpf nach vorn zu ziehen. Die vordere Schienbeinmuskulatur kommt zum Einsatz, aber auch die Beinbeuger an der Hinterseite des Oberschenkels sowie die Hüftbeuger. Spürbar werden die beugenden Muskeln, wenn Sie die Zehen in den Boden krallen.

Zur Strecker-Kette gehören der Wadenmuskel, der vordere Oberschenkel- und der Gesäßmuskel. Diese Kette hat die Funktion, in der Abstoßphase das Bein vom Boden abzustoßen, aber auch beim Aufkommen des Fußes auf den Boden das Körpergewicht abzufangen. Sie spüren sie beim Treppensteigen, wenn Sie sich von der Treppe abstoßen.

Der Darm braucht Bewegung

Nicht selten ist der Darm das Problem und nicht die Blase. Leider behandelt auch in diesem Fall die Diagnostik in der Urologie meist das Symptom und lässt die Ursache unberücksichtigt. Unsere Darmfunktion benötigt die Bewegung, weil dadurch die Verdauung gefördert wird und unverdauliche Nahrungsreste aus dem Körper über den Dickdarm ausgeschieden werden. Ein träger, gefüllter Darm verursacht nicht nur ein unangenehmes Völlegefühl, sondern drückt auch auf die Blase. Das hat zur Folge, dass die Blase sich früher meldet, als sie müsste, weil ihr einfach der Platz fehlt.

33. Körperreise in die hintere Beckenboden-Region zum analen Sphinkter (Schließmuskel)

Wählen Sie für die Körperreise in die hintere Beckenboden-Region die Seiten- oder Rückenlage. Die Beine sind leicht angewinkelt mit neutraler Lenden-Becken-Region.

Spüren Sie zunächst den Ruhetonus des analen Sphinkters. Um den Muskel zu orten, können Sie ihn berühren. Wenn sich ein Muskel in Ruhe befindet, hat er weniger Spannung (Tonus), als wenn er arbeitet.

Nutzen Sie wieder Ihre Vorstellungskraft. Stellen Sie sich um den Ringmuskel ein kleines rundes Zifferblatt vor. Wenn Sie – sehr sanft – den Ringmuskel schließen, dann sind alle 12 Ziffern gleichzeitig in Richtung Anus-Mitte gezogen. Schaffen Sie das?

Diese Anspannung bewirkt weiterführend über die Muskelschlinge in der tiefen Beckenbodenschicht eine Verkürzung, sodass auch die Vagina enger wird. Die

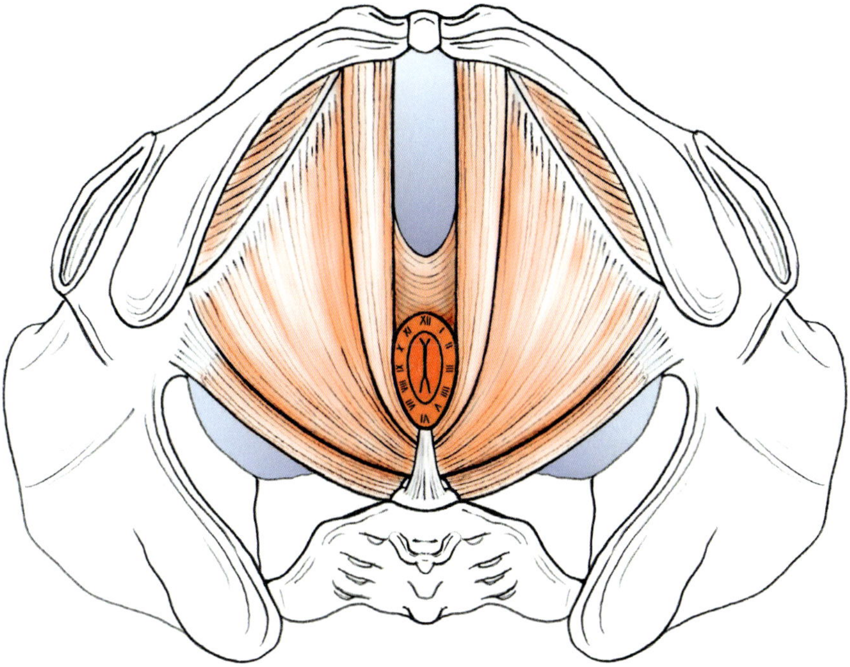

Analer Sphinkter in Ruhe

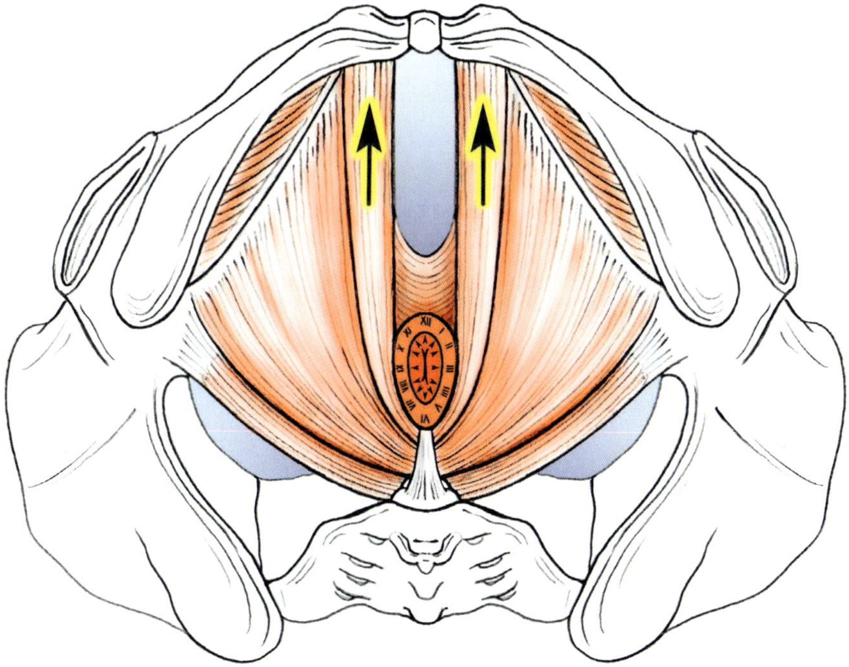

Analen Sphinkter willentlich sanft schließen.
Vorstellungshilfe: Ziffernblatt

gurtende Funktion der tiefen Beckenbodenschicht, der Steißbeinmuskel und der *Musculus piriformis* dienen zur Verstärkung des Beckenbodens, hier der Stuhlkontrolle.

Der Sphinkter des Anus gehört zur äußeren Beckenbodenschicht. Der Harnröhrenschließmuskel geht in eine Co-Anspannung, weil er durch Fasern mit der Muskelschlinge verbunden ist. Damit wird auch die Harninkontinenz verhindert.

Im Alltag: Versuchen Sie einmal, bei Stuhlgang den Toilettengang für eine kurze Zeit hinauszuzögern und schnüren Sie ganz bewusst zart den Sphinkter an. Spüren Sie nach: Wenn Sie nur den Rand des analen Sphinkters willentlich schließen und das Gesäß von außen relativ weich bleibt, machen Sie es richtig.

Aus der Praxis

In meinen Kursen machen sich die Teilnehmerinnen bewusst, wie oft oder lange sie ihren After unnötig anspannen. Durch die Anspannung wird das Steißbein fixiert, oft über Stunden – und das wirkt sich auf die Wirbelsäulengesundheit aus. Aufgrund von Blähungen steht zudem häufig der Beckenboden unter Dauerspannung. Sollte dies bei Ihnen der Fall sein, empfehle ich eine Ernährungsberatung und -umstellung, denn damit lässt sich das Problem oft auf natürliche Art und Weise beheben. Hier verweise ich gern auf Ernährungskurse der Krankenkassen. Zudem fördert eine reibungslose Darmentleerung das Wohlbefinden und schont die Unterleibsorgane und den Beckenboden.

Entleeren: Pressen oder schieben?

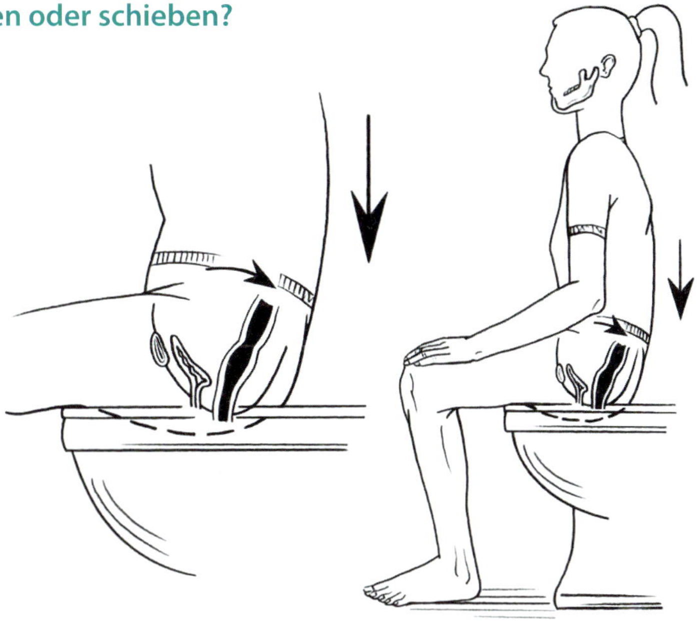

Darmentleerungsverhalten

Die Empfehlung der Proktologen, also der Fachärzte für Erkrankungen des Enddarms, lautet: „Du sollst nur auf die Toilette gehen, wenn du musst, nicht wenn du willst." Deshalb ist es gut, die Signale des Darms zu erkennen. Kurz vor der Entleerung kommt es zu einem Zusammenspiel zwischen Stuhldrang, Entspannung des trichterförmigen Beckenbodens (*Diaphragma pelvis*) und des Ringmuskels sowie zu einem leicht erhöhten Bauchinnendruck, um die Entleerung zu erlauben. Wie bei der Blase funktioniert auch die Entleerung des Darms am besten mit der richtigen Technik:

- Die Hockhaltung, eventuell mit Fußbank, ist die optimale Sitzhaltung. Dabei sinkt das Steißbein passiv nach unten und begradigt den Darmkanal.
- Um den Atemfluss, eine Entspannung der Beckenbodenmuskulatur und des Schließmuskels zu unterstützen, können Sie eine Mundraumentspannung durchführen.
- Jetzt lassen Sie Ihren Darm arbeiten: Ausatmend schonend nur bei Bedarf die Bauchpresse einsetzen, ohne Pressdruck der Bauchwand nach außen. Stattdessen spannen Sie von innen den tiefen queren Bauchmuskel an, um den Stuhl schonend durch den Darmkanal hinauszuschieben. Alle Bauchmuskeln arbeiten zusammen. Der entspannte Beckenboden gibt den Raum nach unten frei, der anale Sphinkter ist geöffnet.

Wenn nichts geht, und die Entleerung erfolglos bleibt, sollte die „Sitzung" zum Schutz der Bänder des Rektums beendet werden.

Praxisteil in Woche 4

Sitzen lässt sich oft nicht vermeiden, aber wir können unserem Körper einen Ausgleich bieten. In dieser Woche geht es um die Füße: Sie aktivieren durch die Standübungen weiterhin die Beuger- und Streckerkette von den Füßen zu den Kniegelenken und dann über die Hüftgelenke aufwärts zum Rumpf. Die Fußmuskeln werden oft vernachlässigt. Lernen Sie, wie Sie Ihr Quergewölbe im Fuß aktivieren können. Ein weiterer Fokus liegt auf den Kniegelenken, die leider viel zu häufig im Stand durchgedrückt werden, was zu einem Hohlkreuz und zu einer Fehlbelastung des Beckenbodens führt.

Ihr Übungsplan im Stand in Woche 4

Wiederholen Sie die Standübungen, die Sie bereits aus Woche 1 bis 3 kennen. Es ergibt sich dabei für den Oberkörper ein neuer Ablauf:

1. Fußwippen (Übung Nr. 1)
2. Aktives Gehen (Übung Nr. 2)
3. Bein-Twist (Übung Nr. 3)
4. Bein abspreizen (Übung Nr. 4)
5. Hüftkreise (Übung Nr. 5)
6. Beckenkreise (Übung Nr. 6)
7. Armpendeln neben dem Körper (Übung Nr. 19)
8. Armpendeln vor dem Körper (Übung Nr. 20)
9. Armschwingen um den Körper (Übung Nr. 21)
10. Armwellen (Übung Nr. 26)
11. Wolken schieben (Übung Nr. 27)
12. Flankendehnung (Übung Nr. 28)
13. Arm-Twist (Übung Nr. 29)
14. Schultern und Arme lockern (Übung Nr. 7)
15. Brustkorb-Rotation (Übung Nr. 8)
16. Schulterkreise (Übung Nr. 9)
17. Armkreise (Übung Nr. 10)
18. Kopf-Rotation (Übung Nr. 11)
19. Kopf zur Seite neigen (Übung Nr. 12)

Erweitern Sie die Übungsreihe um folgende drei Standübungen für den Unterkörper:

34. Kurzer Fuß (Puzzleteil 8)

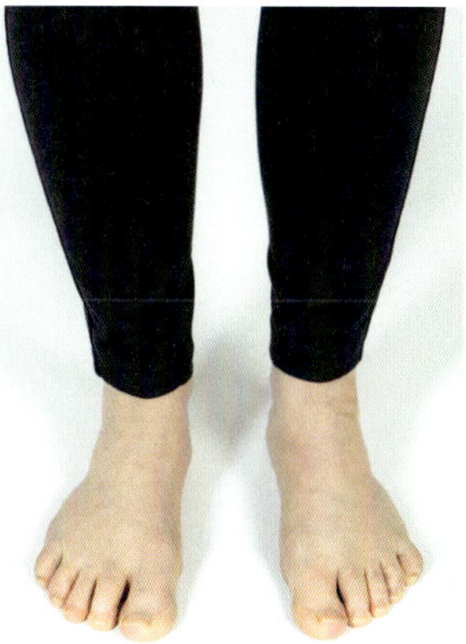

1. Gleicher Haltungsaufbau wie bei Übung 1
2. Spreizen Sie zuerst die Zehen am rechten Fuß, dabei werden die Zehen angehoben und am Boden langgemacht.
3. Drücken Sie die Ferse, den Vorfuß und das Großzehengelenk aktiv an den Boden.
4. Die gespreizten Zehen „saugen“ sich am Boden fest, dabei die Spannung halten. Die Fußaußenkante bleibt am Boden.
5. Dadurch bewegen sich die Zehen und die Ferse in Richtung des Fußgewölbes. Es hebt sich das Fußgewölbe und das Gefühl, als ob sich der Fuß zusammenzieht, d.h. kürzer wird.
6. Dann erfolgt der Wechsel zum linken Fuß.

35. Haltespannung im Ballenstand (Puzzleteil 8)

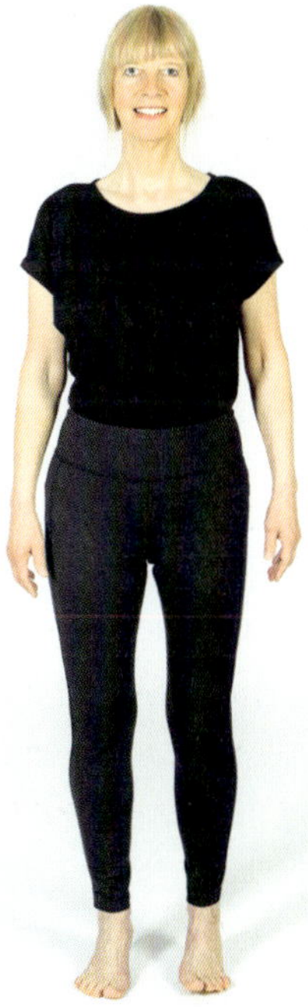

1. Gleicher Haltungsaufbau wie bei Übung 1
2. Strecken Sie die Beine aktiv mit gestreckten Knie- und Hüftgelenken in den Ballenstand. Halten Sie die Spannung in den Beinen.
3. Stoßen Sie nun Ihre Fußballen im Wechsel einige Male vom Boden ab. Dabei bleibt das neutrale Becken stabil zwischen den Beinen. Die Lendenwirbelsäule bleibt stabil in der Mitte vom unteren Rücken.
4. Stellen Sie sich wieder stabil auf beide Fußballen.
5. Setzen Sie die Fersen wieder auf den Boden ab.
6. Lockern Sie Ihre Beinmuskeln.

36. Kniekreise (Puzzleteil 8)

1. Gleicher Haltungsaufbau wie bei Übung 1. Stellen Sie die Beine eng zusammen.
2. Beugen Sie leicht Ihre Kniegelenke.
3. Kreisen Sie Ihre Kniegelenke langsam beweglich nach rechts. Führen Sie kleine Kniekreise aus.
4. Wechseln Sie die Richtung nach links.

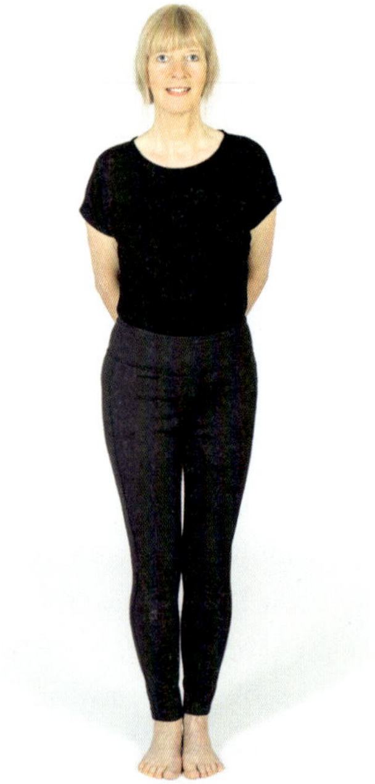

Ihr Übungsplan am Boden in Woche 4

Üben Sie die bisher gelernten Übungen aus Woche 1 bis 3:

- Beckenuhr (Woche 1)
- Hüfttwist (Woche 1)
- Hüfttanz (Woche 1)
- stabiler Vierfüßler- und Dreifüßlerstütz (Woche 1)
- „vergnügtes Steißbein" (Woche 2)
- „Wirbelschlange" (Woche 3)

Lernen Sie nun eine weitere Bodenübung kennen. Der Psoas verbindet die Lendenwirbelsäule mit Ihren Oberschenkelknochen. Es gibt einen rechten und linken Psoas. Schenken Sie Ihre ganze Aufmerksamkeit diesem einzigartigen Verbindungsmuskel durch eine bewusste Längung in entspannter Rückenlage. Nach meiner Erfahrung können dadurch Spannungen und Muskelverkürzungen des Psoas verbessert werden.

Der Psoas ist wichtig für die Stabilisierung und Mobilisierung der Lendenwirbelsäule und für die Beugung der Hüfte. Wenn er diese Aufgaben nicht erfüllt, muss die Schließ- und Beckenbodeneinheit während der Speicherphase der Blase deutlich mehr angespannt werden.

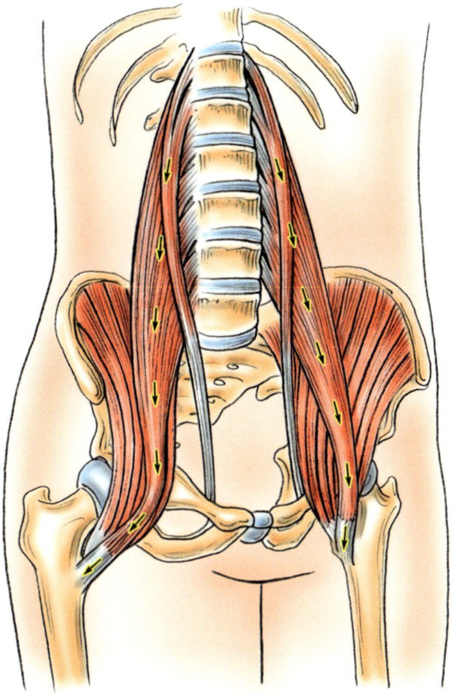

Die Beine sind mit der Lendenwirbelsäule muskulär verbunden – nicht umgekehrt

37. Bodenübung Psoas-Training (Puzzleteil 9)

1. Nehmen Sie entspannt die Rückenlage ein, die Füße sind beckenbreit aufgestellt. Dann platzieren Sie ein festes Keilkissen unter Ihr Becken mit der Spitze unter dem unteren Rücken. Nehmen sie die neutrale Becken-Lenden-Stellung ein. Der Kopf wird optional mit einem Handtuch unterlagert, der Brustkorb ist gestreckt, die Schultern liegen auf dem Brustkorb. Die Arme liegen locker seitlich am Körper.
2. Das linke Bein legen Sie gestreckt auf den Boden ab.
3. Mithilfe der Hände ziehen Sie den rechten Oberschenkel am Kniegelenk in Richtung Unterbauch heran, ohne die neutrale Becken-Lenden-Stellung zu verändern.
4. Spüren Sie die Lendenlordose. Nutzen Sie Ihre Vorstellungskraft für den Verlauf des Psoas in Ihrem Bauchraum. Geben Sie dann dem linken Bein entspannt seine ganze Länge. Spüren Sie, ob sich das linke Bein locker am Boden anfühlt, oder sich die linke Leistengegend etwas verkürzter und angespannter anfühlt.
5. Dann wechseln Sie die Seiten.
6. Im 2.Teil der Übung legen Sie das linke Bein gestreckt auf die Bodenmatte. Den rechten Oberschenkel ziehen Sie wieder am Kniegelenk mithilfe der Hände in Richtung Unterbauch. Gleichzeitig wird das linke Bein gestreckt nach oben geschwungen.
7. Kurz innehalten. Dann ganz langsam beide Beine einige Zentimeter in Richtung Keilkissen bewegen, bis sich das neutrale Becken wieder auf dem Keilkissen befindet.
8. Langsam das linke Bein gestreckt in Richtung Bodenmatte führen, bis Sie ein gestrecktes Hüftgelenk spüren. Die Längung des Psoas beibehalten. Die neutrale Becken-Lenden-Stellung dabei ca. 10 bis 20 Sekunden auf dem Keilkissen stabil halten.
9. Danach das linke gestreckte Bein locker am Boden ablegen und nachspüren.
10. Dann wechseln Sie die Seiten.

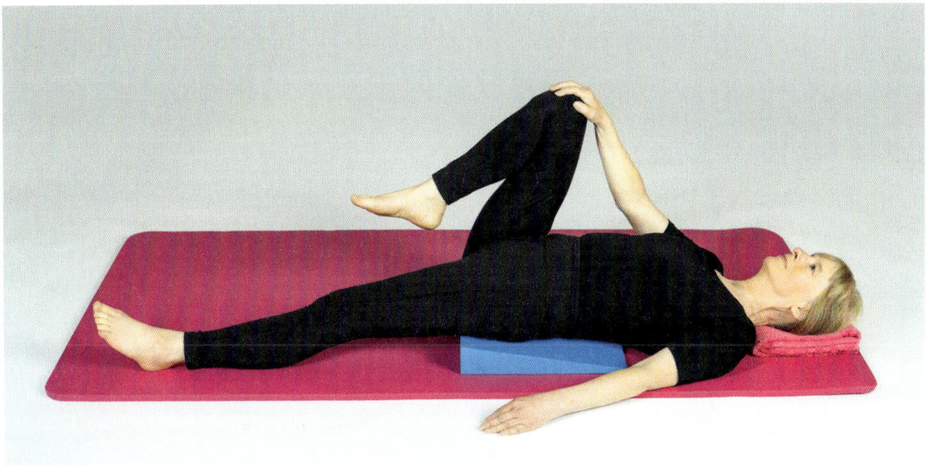

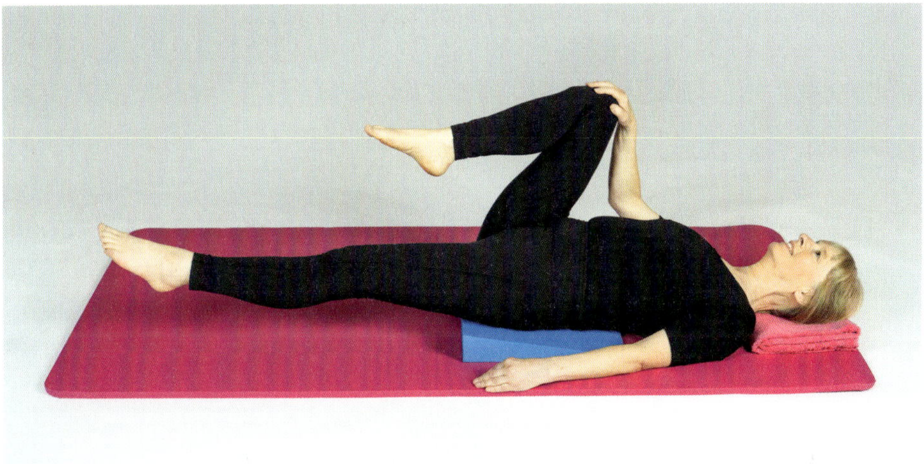

Wahrnehmungsfragen:

Haben Sie die Kraft im linken großen Gesäßmuskel während der linken Hüftstreckung gespürt?

Können Sie die Stabilität in der Lendenlordose halten?

Waren Ihre Bauchmuskeln an der Atmung beteiligt?

Aus der Praxis

Die wichtige Frage nach der Psoas-Übung ist: Können Sie Ihre Beine voneinander „abkoppeln"? Ein bis zwei Frauen im Kurs spüren am Anfang die beugende Funktion des Psoas im gestreckten Bein. Dann empfehle ich, zuerst nur den 1. Teil der Übung durchzuführen.

Ich bin immer wieder begeistert, wie wertvoll ein funktionierender Psoas für die neutrale (gerade) Beckenstellung und die damit verbundene Beckenbodenfunktion der Frau ist. Eine Fehlfunktion des Psoas kann eine Fehlstellung des Beckens bewirken. Dann kann die Schließ- und Beckenbodeneinheit beim „Wasserlassen" nicht ausreichend entspannt werden. Das ist bei einer Blasenentleerungsproblematik zu berücksichtigen.

Die Längung des Psoas ist für Frauen mit Harninkontinenz wichtig. Eine Fehlfunktion des Psoas verhindert die wichtige Trampolinaktivität der tiefen Beckenbodenschicht, z. B. beim Husten. Es liegt dann oft keine „schwache Blase" vor.

Sich in Ruhe, Achtsamkeit und Hingabe des großen Lendenmuskels zu widmen ist auch empfehlenswert für unser seelisches Befinden.

WOCHE 5

Das Fundament für Ihr Wohlbefinden: der Beckenboden

In Woche 5 geht es um ein achtsames Bewusstsein für unseren wichtigen Bauchraum und die drei Beckenbodenschichten als Ganzes in unserem Körperuniversum. Die Zartheit unserer Beckenbodenmuskeln lässt sich wunderbar durch die Lotusblüte symbolisieren. Die geschlossene Blüte steht für Anspannung, die geöffnete für Nicht-Anspannung. Wenn Sie möchten, behalten Sie dieses Bild beim Durcharbeiten des Kapitels vor dem geistigen Auge. Allein das Spüren des Beckenbodens kann das emotionale Wohlbefinden fördern, und Sie entwickeln Ihre weibliche Kraft.

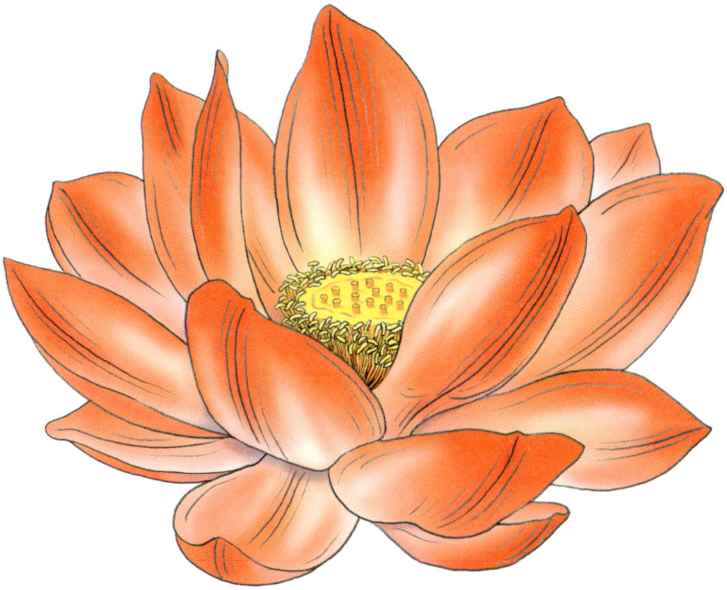

Vorstellungshilfe: Die geöffnete Lotusblüte steht für die Nichtanspannung der Schließ- und Beckenbodeneinheit

Der fasziale Beckenboden hat im Alltag viel auszuhalten: Er muss die Organe im Becken stützen und tragen. Schwach werden ist für den Beckenboden nicht vorgesehen. Er soll die Kontrolle der Blase unterstützen, wenn wir gerade im Meeting sind und loslassen, wenn wir zur Toilette müssen. Außerdem ist er kontinuierlich der

Schwerkraft ausgesetzt, wenn wir stehen, gehen oder Treppen steigen. All diese Funktionen kann er nur ausfüllen, wenn unser Körper ihm die richtigen Signale liefert.

Passiert das nicht, kann ein negativer Kreislauf entstehen: Neben anderen Beschwerdebildern können wiederkehrende Blasenentzündungen mit quälendem Harndrang zu einem unbewusst eingeschränkten Bewegungsverhalten und zu verkrampften Haltungen führen. Oft werden bestimmte Bewegungen aber auch bewusst vermieden. Auch in meinen Kursen zeigt sich immer wieder, dass Blasenbeschwerden und Körperhaltung miteinander verbunden sind. Der Beckenboden ist Teil dieses Kreislaufs. Wir können ihn unnötig belasten oder gut entlasten.

Der Bauplan für die optimale Entlastung des Beckenbodens besteht aus einer aufrechten Körperhaltung in Streckung, mit dem Kopf in Verlängerung der Halswirbelsäule und einer korrekten Steißbeinposition nach unten. Die ursprüngliche Steißbeinbewegung lässt sich beim Salsa-Tanzen gut beobachten. Wer in der Lage ist, das „Hinterteil" locker zu bewegen, hat automatisch einen präsenteren Beckenboden und damit weniger Blasenprobleme. Das Steißbein ist mit dem hinteren Beckenbodenmuskel verbunden – der „steißbeinbewegende" *Musculus coccygeus* bildet mit dem Afterheber (*Musculus levator ani*) den Beckenboden (*Diaphragma pelvis*). Diese Partnerschaft ist wichtig für eine gesunde neutrale Becken-Lenden-Region.

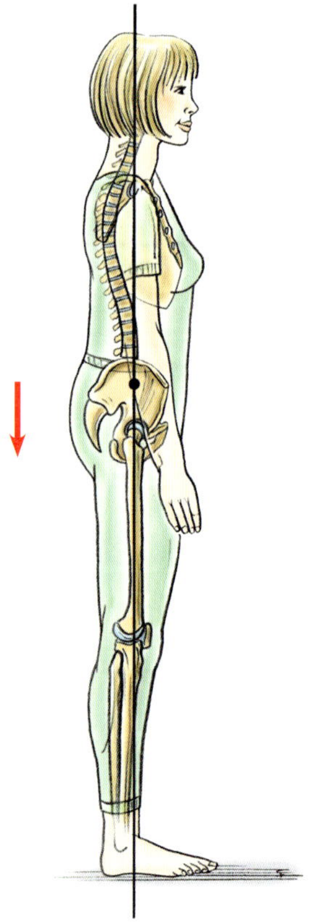

Steißbeinposition nach unten

In Woche 5 geht es also weiterhin um die aufrechte Haltung mit Ausrichtung nach oben, um den Beckenboden zu entlasten. Bereits der Cranio-Sacral-Therapeut und Osteopath Stanley Rosenberg hat bemerkt, dass viele Menschen zu viel nach oben vorn gebeugt durchs Leben gehen. Die Bodenübung „Kopf hoch" sensibilisiert Sie für eine gesunde Kopfhaltung und Sie erleben mit etwas Übung eine Erweiterung des Bewegungsradius bei der Drehung Ihres Kopfes.

Zudem kann der quere Bauchmuskel als „inneres Korsett" für den Bauchraum und die Lendenwirbelsäule erfahren werden. Wie gehen Sie im Alltag mit Ihrem Bauchraum um? Drücken Sie Ihren Bauch nach außen oder ziehen Sie ihn ein, weil Sie schlank sein möchten? Hierfür finden Sie weiter unten eine Basisübung, die Ihre Vorstellungskraft für die quere tiefliegende Bauchmuskelschicht schulen soll. Sie hilft sehr, Ihre Bauchwandmuskulatur insgesamt auf Flexibilität und Ausgeglichenheit zu trainieren. Nicht selten spüren Frauen mit Blasenbeschwerden, dass sie sich um ihre Bauchmuskulatur und die Lendenwirbelsäule kümmern sollten.

Außerdem lernen Sie die äußere Beckenbodenschicht kennen, insbesondere den U-Muskel und den *Musculus Sphincter urethrae* (Harnröhrenschließmuskel) in der vorderen Beckenbodenregion und beim „Luftballontest“ den Dammpunkt in der mittleren Beckenbodenregion. Die hintere Beckenbodenregion erfahren Sie über den Bindegewebszug *Ligamentum anococcygeum* zwischen der tiefen Beckenbodenschicht und dem Steißbein.

Beantworten Sie bitte zu Beginn der Woche 5 folgende Fragen zu Ihrem Beckenboden:

- Fallen Sie immer wieder in eine beugende Haltung?
- Führt eine Hustenattacke hin und wieder zu unkontrolliertem Harnverlust?
- Fehlt Ihnen die Kraft, den Urin willentlich zurückzuhalten, wenn die Blase stärker drängelt?
- Machen Sie den Test: Drücken Sie Ihre Bauchwand nach außen, wenn Sie einen Luftballon aufpusten?

Wenn Sie auf diese Fragen mit Ja antworten, haben Ihre gestreckten Muskeln im Körper sehr wahrscheinlich zu wenig Aktivität, und es fällt Ihnen schwer, sich ohne Mühe aufzurichten. Dann entsteht Druck von oben auf Ihre Blase. Häufig arbeitet auch der große Gesäßmuskel als Muskel für die Hüftstreckung nicht ausreichend – mit Folgen für die Schließ- und Beckenbodeneinheit, die dann bei alltäglichen Aktivitäten mehr angespannt werden muss.

Sie lernen, die äußere Beckenbodenschicht wahrzunehmen, die willentlich für die Harnzurückhaltung bei Harndrang angespannt werden kann. Sie ist auch wichtig für die Sexualität, da sie den Vaginaleingang umschließt, was die Empfindungen während sexueller Aktivitäten verstärken kann.

Sorgen Sie für möglichst viel Entlastung Ihrer tiefen Beckenbodenschicht als Teil des Core-Systems. Damit ist nicht die Schonhaltung auf der Couch gemeint, sondern die aktive Entlastung. Führen Sie dafür die Bodenübungen aus Woche 1 bis 4 mindestens zweimal pro Woche durch und ergänzen Sie die Übungsreihe durch eine weitere Bodenübung, die Übung „Kopf hoch“. Diese Übungen helfen Ihnen dabei, den Beckenboden aktiv zu entlasten.

Bei den neuen Standübungen lernen Sie die tänzerische Hüftübung: „Hüfte wiegen“ und die Hüftübung „Squats“ kennen. Das ist Ihr Etappenziel in Woche 5.

Die äußere Beckenbodenschicht und die Willenskraft

Was wir als Frau spüren, wenn wir „untenrum" die Körperöffnungen mit Willenskraft anspannen, ist die äußere Beckenbodenschicht.

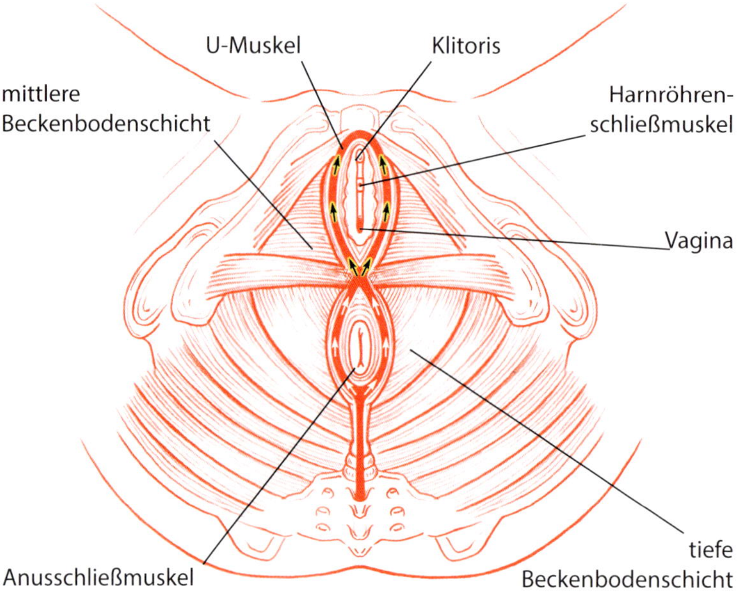

Sanft die verengende Muskulatur anspannen

Wie in der Abbildung dargestellt, sieht diese Schicht mit dem ringförmigen analen Sphinkter wie eine Achterschlaufe aus. Wenn wir möchten, können wir mit einer sanften Anspannung des U-Muskels (*Musculus bulbospongiosus*) – das ist der obere Teil der Acht – den Scheideneingang bis zur Klitoris bewusst verengen und der anale Sphinkter schnürt mit. Dies funktioniert auch andersherum.

Einige Frauen mit Blasenstörungen spannen die äußere Beckenbodenschicht mit zu viel Kraft an, die sich auf den ganzen Unterleib auswirkt. Üben Sie stattdessen, eine spürbare Empfindsamkeit für die äußere Beckenbodenschicht zu entwickeln. Dafür reicht lokal eine ganz zarte Anspannung – von der Intensität so leicht wie ein Wimpernschlag.

Ziel ist es, die Durchblutung in der äußeren Beckenbodenschicht zu steigern. Durch das sanfte Anspannen erhalten die Nervenbahnen wertvolle Impulse und unterstützen so das allgemeine Wohlbefinden.

Für die bewusste Blasenkontrolle ist es neben dem *Sphincter urethrae* wichtig, den U-Muskel zu fühlen, um individuell unterscheiden zu lernen, ob er eventuell zu verspannt oder zu schwach ist. Dazu sollte man wissen, dass die äußere

Beckenbodenschicht auf Stressreize reagiert. Sowohl durch eine Überspannung als auch durch eine Schwäche haben Dysfunktionen leichtes Spiel. Dann kann es beispielsweise zu einem Röhrengefühl in der Vagina, einem überstrapazierten Harnröhrenschließmuskel oder andererseits zu Harninkontinenz kommen. Zu möglichen Beschwerden durch Ihre äußere Beckenbodenschicht können Sie die Frauenärztin oder den Frauenarzt Ihres Vertrauens um Rat fragen.

Äußere Beckenbodenschicht und tiefe Beckenbodenschicht im Vergleich

Wenn wir den Urin oder Stuhl zurückhalten, müssen wir individuell verstärkt die äußere Beckenbodenschicht anspannen. Das machen wir automatisch, ohne darüber nachzudenken. Zur Verdeutlichung: Wenn Sie einen Spiegel an die entsprechenden Körperöffnungen halten, können Sie die äußere Beckenbodenschicht sehen. Die tiefe flächige Beckenbodenschicht liegt aber innen. Wir können sie nicht sehen, nur im Dammbereich ansteuern und damit die stabilisierende Aufgabe fördern. In der tiefen Beckenbodenschicht hält sich deshalb unsere Willenskraft in Grenzen. Hier wirkt vor allem die reflektorische Trampolinaktivität beim Husten und Niesen.

Ist die Spannungsintensität in der äußeren Beckenbodenschicht zu hoch, müssen wir aufpassen. Dann ist das Steißbein automatisch eingezogener und damit fixierter. Für den Bedarfsfall ist die Anspannung notwendig. Einige Frauen spannen hier aber bewusst oder unbewusst zu häufig an bis hin zur Daueranspannung. Das wirkt sich ungünstig auf die Haltung und Körperstatik aus. Die Beugemuskulatur – die tiefe Beckenbodenschicht, die gerade Bauchmuskulatur, die Brustmuskulatur sowie Kiefer und Kaumuskeln – sind dann aktiver und die Rumpfvorderseite ist verkürzt. Auch die Gesäßmuskulatur, die durch ein Band (*Ligamentum anococcygeum*) von der Beckenbodenmuskelschlinge hinter dem Anus mit dem Steißbein verbunden ist, und die Lendenfaszie leiden darunter. Das wirkt sich wiederum negativ auf unseren Stoffwechsel und unseren Energielevel aus und auch die Blutzufuhr in die Beine wird eingeschränkt.

Sie erkennen: Ein übertriebenes Anspannungsverhalten kann große Auswirkungen haben und auch den Darm in Mitleidenschaft ziehen.

Aus der Praxis
In meinem Programm lasse ich Ihnen Zeit, die äußere Beckenbodenschicht bewusst wahrzunehmen. Zuerst kommt die stabilisierende tiefe Beckenbodenschicht an die Reihe. Diese Vorgehensweise hat sich bei Harninkontinenz und Reizblasenbeschwerden sehr bewährt. Ab Woche 2 ein Trink- und Blasentraining zu beginnen, kann sich bereits in Woche 5 positiv auf die Blasenkapazität auswirken.

In meinem Übungsprogramm berücksichtige ich auch die mittlere Beckenbodenschicht (*Diaphragma urogentiale*) aus Bindegewebe im großen Dreiecksbereich zwischen Sitzhöcker und Schambeinfuge. Ich kräftige die mittlere Beckenbodenschicht nicht willentlich. Sie wurde lange in der Wissenschaft kontrovers diskutiert und wird aktuell in der anatomischen Nomenklatur nicht mehr geführt.

Ultraschall als Feedbackinstrument

Durch die willentliche Beckenbodenanspannung in der Dammregion mit neutralem Becken lässt sich der Blasenhals nach vorne anheben und stabilisieren. Dafür muss der Beckenboden zusammen mit dem queren Bauchmuskel sehr sanft angespannt werden. Bei einer Ultraschalluntersuchung auf dem gynäkologischen Stuhl ist es gar nicht so einfach, die aufrechte Haltung einzunehmen.

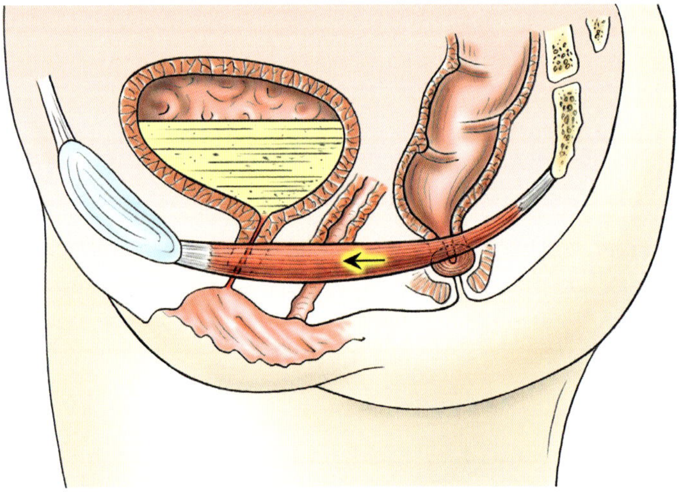

„Lifting" – sanft den Dammpunkt nach vorne anspannen, um den Blasenhals anzuheben

Die moderne Ultraschalldiagnostik auf dem Stuhl gibt Ihnen trotzdem ein Feedback über die Koordinationsfähigkeit Ihres Beckenbodens. Das „Lifting“ will erlernt werden. Der Schallkopf wird dazu auf den Unterbauch bei gut gefüllter Blase platziert. Alternativ wird der Schallkopf in die Vagina gelegt. Wenn Sie neugierig geworden sind, befragen Sie Ihre Fachärztin/Ihren Facharzt dazu.

In Woche 5 und 6 erlernen Sie das „Lifting“ für Ihren Alltag mit dem Beckenboden und der Lendenwirbelsäule für ihre Blase.

Belastungsinkontinenz

Es gibt unterschiedliche Arten von Inkontinenz. Von einer Harninkontinenz sprechen wir, wenn die Fähigkeit verloren geht, erstens den Harn zwei bis drei Stunden im Körper, also in der Blase, zu halten und zweitens den Zeitpunkt der Entleerung willentlich zu steuern.

Im Falle einer Belastungsinkontinenz ist der Druck auf die Blase stärker als die Verschlusskraft der Harnröhre. So kann beim Husten oder Niesen unfreiwillig Harn abgehen. Die Ursache kann in einer Schwäche des Verschlussapparates liegen.

Aus der Praxis – Uro-Dynamik
Aus meiner Erfahrung in der Blasensprechstunde zur Diagnostik weiß ich, dass sich mittels einer Uro-Dynamik (Blasendruckmessung) zum Beispiel der Harnröhrenverschlussdruck exakt messen lässt. Diese Untersuchung ist relativ aufwendig und mit hohen Kosten verbunden. Wenn der Leidensdruck sehr hoch ist, kann diese Diagnostik sinnvoll sein, weil damit die Blase wie bei einem EKG auf den Prüfstand kommt.

Wir haben somit zwei Stellschrauben, um das Gleichgewicht zwischen Druck und Verschlusskraft herzustellen. Um den Druck zu minimieren, sind die Übungen der Wochen 1 bis 4 wichtig. Nur bei einer Verschlussschwäche empfehle ich zur Verbesserung der Verschlusskraft und der Verengung des Scheideneingangs bis zur Klitoris eine dosierte sanfte Anspannungstechnik. Hilfreich kann auch das Mundraumtraining aus Woche 3 sein. Zur Erinnerung: Schnauben, Zungenkreise, eine bewegliche Zunge beim Atmen und beim Entleeren, Gähnen, Seufzen oder Lutschen und bewusstes Schlucken sorgen für ausgeglichene Verhältnisse im Mundraum.

Ausgeglichene Druckverhältnisse im Mundraum sind im Fall einer Belastungsinkontinenz essenziell. Auch, wenn die Symptome sich „untenrum“ bemerkbar machen, fängt meine Therapieempfehlung oben an. Der Erfolg in meinen Kursen zeigt mir immer wieder, wie wichtig der Mundraum ist. Von hier aus geht es zur Stimmritze, zum Zwerchfell und dann hinunter zu den Bauchmuskeln und zum Beckenboden. Es hilft also nicht, nur den unteren Beschwerdebereich zu bearbeiten – durch übertriebenes Anspannen –, sondern es gilt, die Kette in Fluss zu bringen. Dies kann natürlich nur eine Empfehlung sein, um einem unverhältnismäßigen Harndrang und Kontrollverlusten zu begegnen. Es zählt immer, was Sie selbst zulassen und sich für Sie gut und richtig anfühlt.

Unterbauchbeschwerden

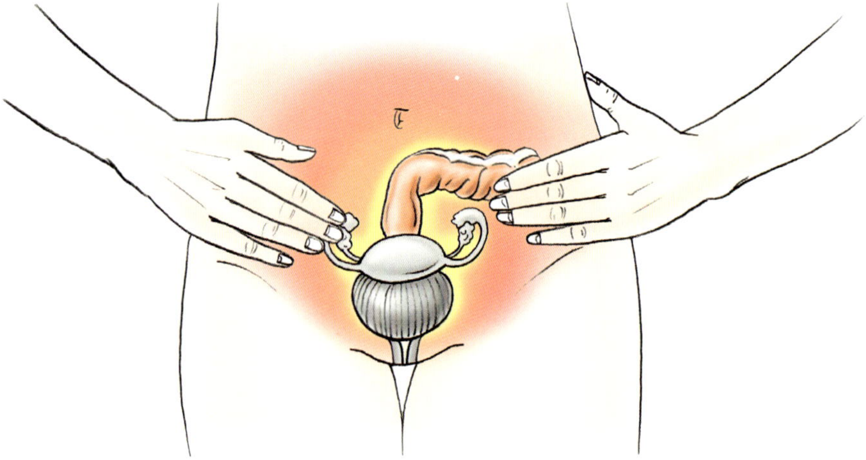

Beckenbodenverspannungen können
Unterbauchbeschwerden verursachen

Wenn das Steißbein unbeweglich und eingezogen ist, nimmt diese Fehlhaltung möglicherweise Einfluss auf den Unterbauch. Beckenboden, Becken und Unterbauch sind miteinander verbunden, und es entsteht ein muskulärer und organischer Domino-Effekt. Das Bindegewebe hält Bauchraum und Steißbein zusammen. Dieser Zusammenhang ist selbst Ärzten nicht immer bewusst. So können Beckenbodenverspannungen oder Fehlhaltungen zu Unterbauchverspannungen führen und umgekehrt. Deshalb ist eine Schulung der Kopf-Steißbein-Verbindung eine wertvolle Körpererfahrung. Folgende Faktoren können zu Unterbauchverspannungen führen:

Reflektorische Unterbauchspannung:

- Gynäkologische Erkrankungen wie Ovarial-Zysten
- Ovarialschwangerschaft
- Prämenstruelles Syndrom
- Hämorrhoiden
- Obstipation (Verstopfung), Blähungen
- Divertikulitis, Divertikelperforation

Fehlhaltungen:

- Orthopädische Erkrankungen bei Rundrücken
- Psoasverkürzung
- Verspannung an den Nackenflexoren (Teil der Halsmuskulatur)
- Adduktorenspannung durch Übereinanderschlagen der Beine

Emotionaler Stress:

- Beziehungskonflikte
- Leistungsdruck
- Zeitdruck, z. B. keine Zeit auf die Toilette zu gehen
- Ekelgefühle auf öffentlichen Toiletten

Wiederkehrende Blasenentzündungen

Sie ist lästig, oft schmerzhaft und keiner will sie: die Blasenentzündung. Trotzdem sind viele Frauen davon betroffen und manche sogar mehrmals im Jahr. Der Leidensdruck ist hoch, das zeigen mir die Fälle, die ich in meiner täglichen Praxis erlebe. Die Frauen vertrauen ihrer Blase nicht mehr. Sie gehen prophylaktisch zur Toilette, trinken weniger und nehmen der Blase das Zepter aus der Hand. Der Prozess von Füllen und Entleeren verliert seine Natürlichkeit und wird mit dem Kopf gesteuert.

Oft wirken die Reizzustände nach einer überstandenen Blasenentzündung noch nach und führen bei den betroffenen Frauen zu Unsicherheiten und Ängsten: Sie fragen sich, bei plötzlich stärkerem Harndrang, ob die Blasenentzündung noch nicht auskuriert ist, oder ob sie bereits eine neue Blasenentzündung haben.

Die Ursachen einer Blasenentzündung sind vielschichtig. Das Mittel der Wahl der Ärzte ist oft ein Antibiotikum, das sich aber negativ auf die Schleimhäute der Blase und auf den Darm auswirkt.

In 80 bis 90 Prozent der Fälle von Blasenentzündungen sind die Verursacher Bakterien (*Escherichia coli*), die fast immer aus dem eigenen Darm kommen. Aber

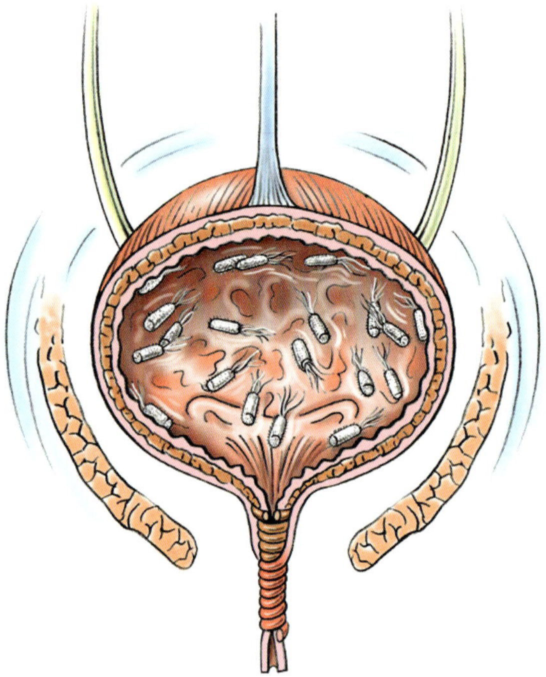

Blasenentzündung durch Coli-Bakterien

nicht jedes Bakterium löst eine Blasenentzündung aus. In vielen Fällen merkt man davon gar nichts, und das Immunsystem schafft sich die Bakterien selbst vom Leibe.

Wenn eine Blasenentzündung gehäuft auftritt bzw. wenn sie das Leben belastet, ist das Körperuniversum aus dem Tritt geraten und die Ursache muss gefunden werden. Das können eine unbewusste oder bewusste Harnzurückhaltung, Dauerstress, kalte Füße, zu enge Hosen, Verspannung des geraden Bauchmuskels, ein schwaches Immunsystem, zystische Reizung nach dem Geschlechtsverkehr oder eine Dauerfehlhaltung genauso sein wie hormonelle Veränderungen nach den Wechseljahren oder ein Symptom für Nierensteine. Auch hoher Restharn kann eine Blasenentzündung begünstigen. Letztlich ist die Ursache so individuell wie die Frau selbst.

Grundsätzlich sind alle Übungen in diesem Buch hilfreich, um Blasenentzündungen vorzubeugen, Ihre Immunabwehr zu stärken und Ihre Blase widerstandsfähiger zu machen. Bei Neigung zu Blasenentzündungen empfehle ich besonders, die Woche 2 durchzuarbeiten.

Praxisteil in Woche 5

Lernen Sie, im bewegten Alltag Ihre Knie- und Hüftgelenke effektiv einzusetzen. Das sehr leichte Ausdrehen der hüftbreit aufgestellten Beine aktiviert die tiefe Hüftmuskulatur. Haben Sie Lust zu tanzen? Die tänzerische Hüftübung „Hüfte wiegen“ lädt dazu ein.

Indem Sie die neutrale Beckenposition beibehalten, z. B. bei der Hüftübung „Squats“, beschützen Sie Ihren Beckenboden und auch die Bandscheiben. Dafür sind besonders zwei Muskeln verantwortlich: der Psoas und der große Gesäßmuskel.

Ihr Übungsplan im Stand in Woche 5

Wiederholen Sie die Standübungen, die Sie bereits aus Woche 1 bis 4 kennen. Es ergibt sich ein neuer Ablauf für den Unterkörper:

1. Fußwippen (Übung Nr. 1)
2. Kurzer Fuß (Übung Nr. 34)
3. Haltespannung im Ballenstand (Übung Nr. 35)
4. Kniekreise (Übung Nr. 36)
5. Aktives Gehen (Übung Nr. 2)
6. Bein-Twist (Übung Nr. 3)
7. Bein abspreizen (Übung Nr. 4)
8. Hüftkreise (Übung Nr. 5)
9. Beckenkreise (Übung Nr. 6)
10. Armpendeln neben dem Körper (Übung Nr. 19)
11. Armpendeln vor dem Körper (Übung Nr. 20)
12. Armschwingen um den Körper (Übung Nr. 21)
13. Armwellen (Übung Nr. 26)
14. Wolken schieben (Übung Nr. 27)
15. Flankendehnung (Übung Nr. 28)
16. Arm-Twist (Übung Nr. 29)
17. Schultern und Arme lockern (Übung Nr. 7)
18. Brustkorb-Rotation (Übung Nr. 8)
19. Schulterkreise (Übung Nr. 9)
20. Armkreise (Übung Nr. 10)
21. Kopf-Rotation (Übung Nr. 11)
22. Kopf zur Seite neigen (Übung Nr. 12)

Erweitern Sie die Übungsreihe um die folgenden Standübungen für den Unterkörper.

38. Hüften wiegen (Puzzleteil 9)

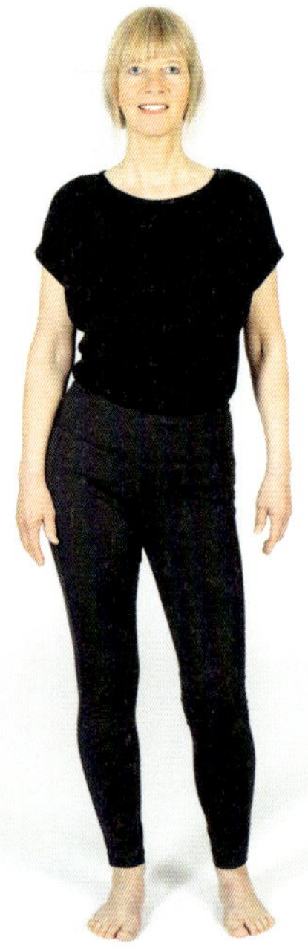

1. Nehmen Sie einen schulterbreiten Stand ein. Gleicher Haltungsaufbau wie bei Übung 1.
2. Die Lendenwirbelsäule im unteren Rücken wird nach rechts bewegt.
3. Wiegen Sie dabei Ihre Hüfte nach rechts mit Gewichtsverlagerung auf das rechte gestreckte Standbein. Das linke Bein wird gebeugt.
4. Nun geht es zurück in den Stand mit gestreckten Beinen.
5. Die Lendenwirbelsäule im unteren Rücken wird nach links bewegt.
6. Wiegen Sie dabei Ihre Hüfte nach links mit Gewichtsverlagerung auf das linke gestreckte Standbein. Das rechte Bein wird gebeugt.
7. Der Oberkörper bleibt während der tänzerischen Bewegung in der Mitte.
8. Die Arme befinden sich locker am Körper.

39. Squats (Puzzleteil 9)

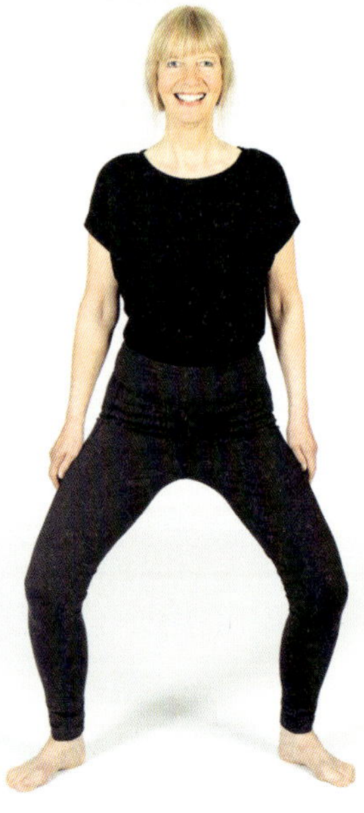

1. Wählen Sie eine kleinere Grätschstellung. Die Arme befinden sich gestreckt neben dem Körper. Gleicher Haltungsaufbau wie in Übung 1.
2. Leiten Sie mit einer Rückwärtsbewegung des neutralen Beckens aus den gebeugten Hüftgelenken die Squats ein.
3. Die Kniegelenke folgen unmittelbar danach, die Wirbelsäule geht leicht in die Neigung, ohne zu beugen.
4. Danach werden die Beine in den Hüft- und Kniegelenken gestreckt mit neutralem Becken, die Wirbelsäule ist gestreckt.
5. Die Arme befinden sich wieder locker neben dem Körper.

Ihr Übungsplan am Boden in Woche 5

Machen Sie die folgenden bereits gelernten Übungen aus Woche 1 bis 4:

- Beckenuhr (Woche 1)
- Hüfttwist (Woche 1)
- Hüfttanz (Woche 1)
- stabiler Vierfüßler- und Dreifüßlerstütz (Woche 1)
- „vergnügtes Steißbein“ (Woche 2)
- „Wirbelschlange“ (Woche 3)
- Psoas-Training (Woche 4)

In Woche 5 fügen Sie die neue Bodenübung „Kopf hoch“ hinzu. Bei der Basisübung Nr. 42 lernen Sie, ein Bauchraumgefühl zu entwickeln. Nutzen Sie außerdem das ganze Potenzial Ihres Beckenbodens: Der hintere Beckenbodenanteil bringt mit dem Piriformis-Muskel, einem kleinen flachen Muskel unter dem großen Gesäßmuskel, und der großen Gesäßmuskulatur das Becken in die richtige Position. Dies verbessert die Haltung und Statik und ist wichtig für die Blasen- und Darmgesundheit. Wie gehe ich mit der äußeren Beckenbodenschicht um? Das Wissen darum ist für die Beschwerdebilder Belastungsinkontinenz und wiederkehrende Blasenentzündungen sowie Verstopfung von großer Bedeutung.

40. Bodenübung „Kopf hoch“ (Puzzleteil 4)

Die von Stanley Rosenberg in seinem Buch „Der Selbstheilungsnerv“ vorgestellte Übung hilft, durch eine bessere Ausrichtung des Kopfes eine vorgeschobene Kopfhaltung und einen Rundrücken zu verringern. Dazu benötigen wir Trapezmuskel und Kopfwender, die im Schulter- und Nackenbereich positiv wirken, weil sie eine gesunde Grundspannung haben. Der Trapezmuskel ist maßgeblich an der aktiven Körperhaltung beteiligt. Damit wird der Beckenboden vor Überlastung geschützt.

Auch für die Heilkraft des Vagus-Nervs braucht es eine gute Kopfhaltung. Ein funktionsfähiger vorderer Ast des Vagus-Nervs ist wichtig für unsere Gesundheit. Er kann z. B. helfen, eine chronische Aktivität des sympathischen Grenzstrangs, die uns in den Stresszustand bringt, zu beenden.

1. Legen Sie sich in Bauchlage mit ausgestreckten Beinen, die Arme befinden sich unter dem Brustkorb, der Kopf ist angehoben.
2. Heben Sie den Kopf noch ein bisschen höher, das Gewicht des Oberkörpers liegt auf den Ellbogen im Stütz.
3. Wenden Sie den Kopf so weit nach rechts, wie das bequem möglich ist. Halten Sie die Position 60 Sekunden lang und beobachten Sie mit beweglichen Augäpfeln die Umgebung.

4. Drehen Sie den Kopf zur Mitte zurück.
5. Wenden Sie nun den Kopf so weit nach links, wie das bequem möglich ist. Halten Sie die Position 60 Sekunden lang und beobachten Sie mit beweglichen Augäpfeln die Umgebung.

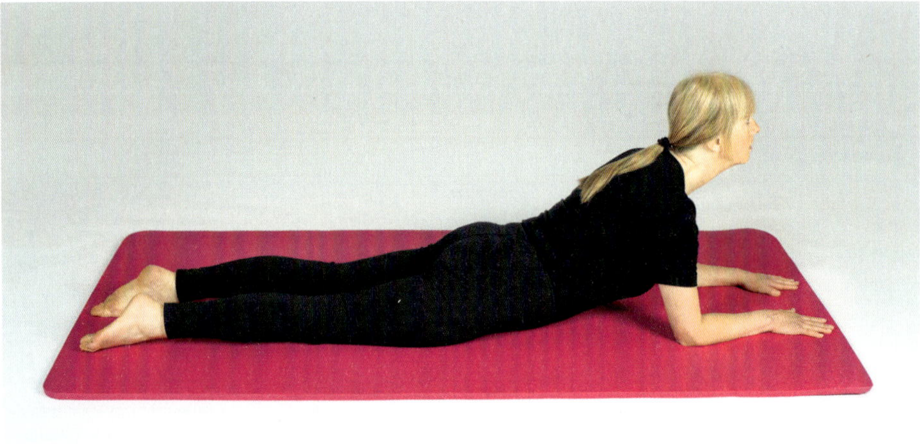

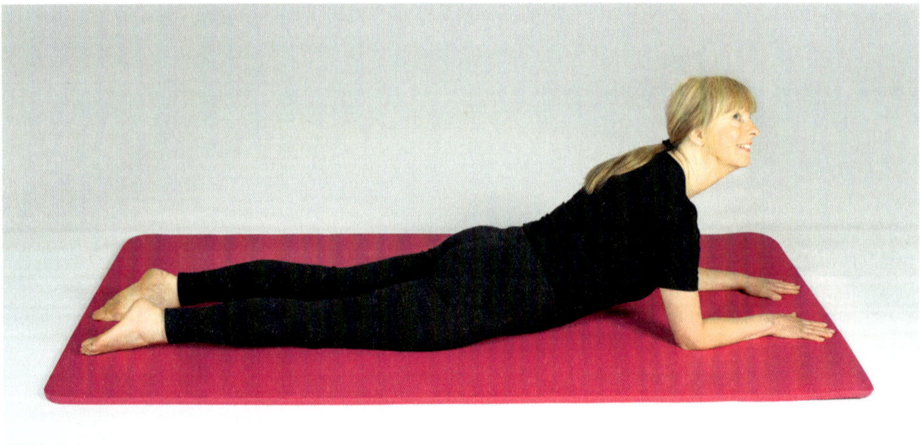

Mein Tipp: Wenden Sie täglich in Bauchlage den Kopf einmal zu jeder Seite.

Aus der Praxis
Die Übung: „Kopf hoch“ schützt den Beckenboden vor Überlastung. Frauen mit dem Beschwerdebild Harninkontinenz fällt es schwer, den Kopf hochzuheben, weil die Schulter-Nacken-Region verspannt ist. Deshalb ist die Körperhaltung mit vorgeschobener Kopfhaltung vor allem bei Harninkontinenz zu berücksichtigen.

41. Körperreise in die vordere Beckenboden-Region zum U-Muskel

Wählen Sie die Rückenlage mit hüft- oder beckenbreit aufgestellten Füßen. Nehmen Sie die neutrale Becken-Lenden-Stellung ein. Gehen Sie in eine bewusste Entspannung und fühlen Sie den Kontakt zum Boden. Spüren Sie Ihren Atemfluss. Optional können Sie eine Mundraumentspannung durchführen.

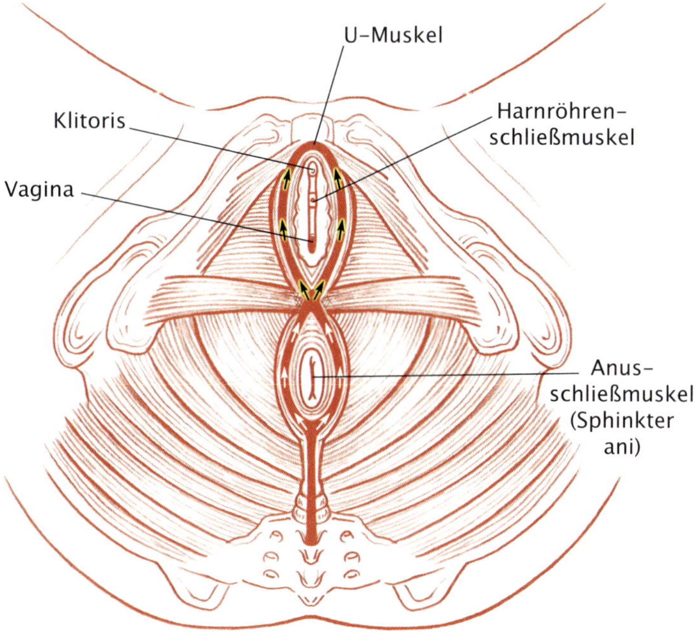

Den U-Muskel sanft verengend anspannen

Dann beginnt die Körperreise in Ihr kleines Becken. Fühlen Sie eine Entlastung in Ihrem Becken? Gut. Spüren Sie sich in die vordere Beckenbodenregion zur äußeren Beckenbodenschicht. Es geht zur Vagina, zum U-Muskel, der die Vagina verengen kann. Erst wenn Sie den Ruhetonus in beiden Schließmuskeln spüren, spannen Sie willentlich sehr zart den U-Muskel in Richtung Klitoris an, um die Vagina zu verengen.

Aus der Praxis

In meinen Kursen werden sich die Teilnehmerinnen bewusst, dass bei dem Beckenbodenmuskel, der sich in U-Form um die Vagina legt, ein zartes Anspannen reicht, um die verengende Funktion angenehm zu fühlen. Diese Erkenntnis ist ein Augenöffner. Die Durchblutung des U-Muskels wirkt sich zudem positiv auf den Harnröhrenverschluss aus.

Außerdem möchte ich das große Potenzial der Bodenübung „Beckenuhr“ für die Durchblutung des Pudendusnervs im dreieckigen Kreuzbein für die Vagina und die äußere Beckenbodenschicht erwähnen. Die Durchblutung, also der Energiefluss, ist so wichtig für uns Frauen. Das i-Tüpfelchen für die Blasengesundheit ist die Regulation des Nervensystems. Das konnte ich immer wieder beobachten.

Frauen spüren in ihrem Leben, ob und wann sie durch äußere Stressoren wie z. B. Zeitdruck verstärkend ihre äußere Beckenbodenschicht anspannen. Soziale Stressreize können beispielsweise Kränkung, Ärger und Überlastung sein. Spüren Sie nach, ob Sie ein Gefühl für die vordere Beckenbodenregion entwickeln können und ob es dort zeitweise zum Schließen bzw. Hochziehen der Vagina kommt. Das ist nicht physiologisch.

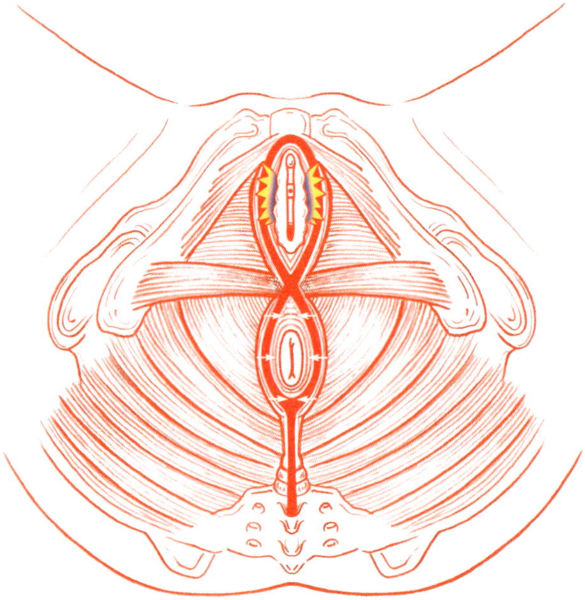

Stressreize können die äußere Beckenbodenschicht verspannen (siehe Körperreise)

Aus der Praxis
Was uns in Dauerstress versetzt, ist ganz individuell. Bei Reizblase, Urethralsyndrom (chronisches Harnröhrenschmerzsyndrom), wiederkehrenden Blasenentzündungen und hohem Restharn ist es sinnvoll, die Körperöffnungen möglichst wenig anzuspannen.

42. Körperreise in die hintere Beckenboden-Region zum *Ligamentum anococcygeum*, einem Bindegewebszug zwischen der tiefen Beckenbodenschicht (*Musculus levator ani*) und dem Steißbein

Nehmen Sie die Seitenlage mit neutraler Lenden-Becken-Stellung ein. Die Beine sind leicht angewinkelt. Dann wird das Becken aus den Hüftgelenken rückwärts verlagert, sodass sich das Gesäß individuell gedehnt anfühlt.

Dann beginnt die Körperreise in das kleine Becken. Es geht in die hintere Beckenbodenregion. Berühren Sie zart das Steißbein. Nutzen Sie Ihre Vorstellungskraft und stellen Sie sich den faszialen Bindegewebszug vom Anus und von der tiefen Muskelschlinge zum Steißbein vor.

Dann schwingen Sie das Steißbein gefühlt minimal nach hinten, dabei zieht sich der straffe Bindegewebszug zart auseinander. Sie schwingen das Steißbein nach innen (das geht von allein), dabei zieht sich der Bindegewebszug zart zusammen. Das

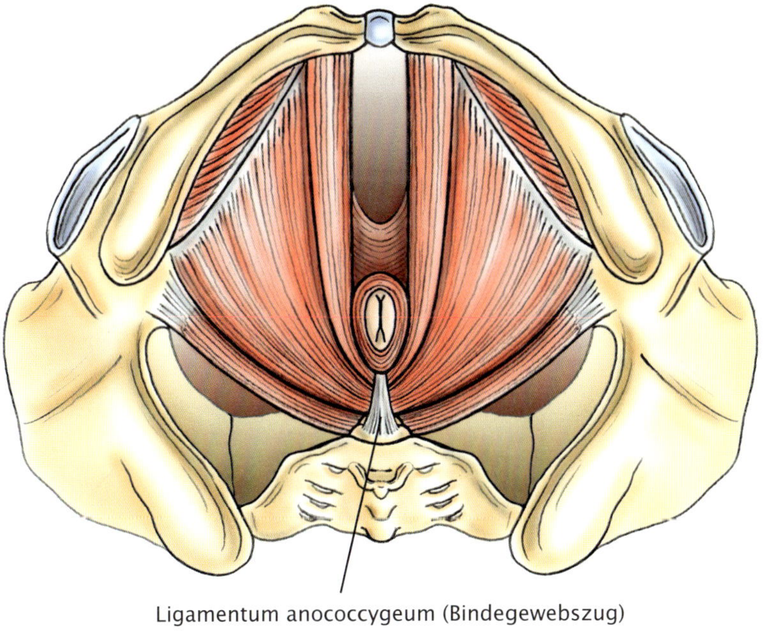

Ligamentum anococcygeum (Bindegewebszug)

Becken bewegt sich dabei minimal nach vorne und zurück. Da der Bindegewebszug auch mit der tiefen Muskelschlinge der tiefen Beckenbodenschicht verbunden ist, sind auch zarte Muskelaktivitäten in der vorderen Beckenbodenregion um die Vagina herum spürbar.

Aus der Praxis
Sich mit der hinteren Beckenbodenregion zu beschäftigen, bedeutet für viele Frauen, Neuland zu betreten. Die ursprünglichste Beckenbodenbewegung ist diejenige des Steißbeins. Sie bringt Durchblutung ins kleine Becken. Das Ausprobieren lohnt sich. Den Bindegewebszug zwischen der tiefen Beckenbodenschicht und dem Steißbein durch ein Faszientraining zu erweitern, ist auch für den Enddarm sehr empfehlenswert. Faszien sind kein passives Gewebe, sondern lebendig. Sie selbst bestimmen, was Ihnen guttut.

43. Basisübung Bauchraumgefühl entwickeln (Puzzleteil 5)

- Entspannen Sie bewusst Ihren Körper, indem Sie Bodenkontakt aufnehmen. Schenken Sie Ihrem Bauchraum Ihre ganze Aufmerksamkeit.
- Konzentrieren Sie sich auf Ihre Bauchwand: Nehmen Sie in Ruhe zuerst den Unterbauch, dann den Bauchnabel, den Oberbauch und dann den seitlichen Bauch wahr.
- Stellen Sie sich mit Vorstellungskraft den queren Bauchmuskel als flachen horizontalen Muskel vor. Er ist an den Rippen, der Faszie der Lendenwirbelsäule und des Beckens befestigt. Er ist der tiefste der Bauchmuskeln, die

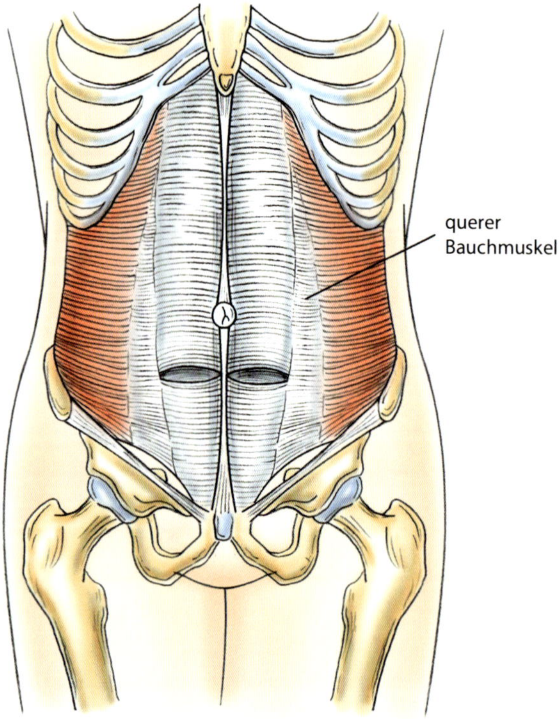

Der quere Bauchmuskel ist ein „Ausatembauchmuskel" und entlastet dabei den Beckenboden

wir wahrnehmen. Stellen Sie sich ihn unter den anderen Bauchmuskeln vor (siehe Grafiken).

- Lassen Sie die Einatmung durch die Nase kommen. Die Bauchwand wird während der Einatmung im gesamten Bauchraum gedehnt.
- Die Vordehnung funktioniert mit entspannten lockeren Bauchmuskeln besser. Achtung: Keine willentliche Kraft einsetzen, nicht aktiv dehnen.
- Spüren Sie auch ein Vordehnen an Ihrer seitlichen Bauchwand? Gut.
- Bewegen sich Ihre zwei unteren Rippen beweglich nach außen? Gut.
- Hierbei kann die Vorstellung helfen, dass ein „inneres Korsett“ ringsherum auseinander gleitet.
- Dann kurz innehalten und die Ausatmung vorbereiten.
- Stimulierend seufzend oder tönend durch Mund und Nase verstärkt ausatmen.
- Willentlich sanft Ihre quere Bauchmuskulatur an der seitlichen Bauchwand anspannen.
- Reagierte Ihre quere Bauchmuskulatur seitlich einen „Hauch“ eher auf die verstärkte Ausatmung? Gut.
- Alle Bauchmuskelschichten reagieren mit sanfter Anspannung an der Bauchwand während der Ausatmung.
- Bewegen sich Ihre zwei unteren Rippen beweglich bei der Ausatmung nach innen? Gut.

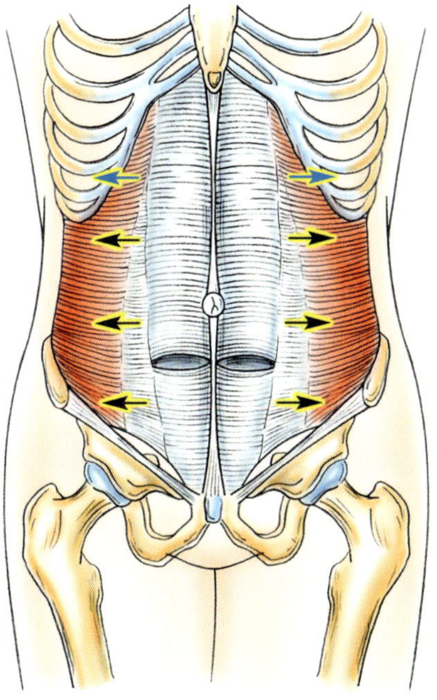

Querer Bauchmuskel beim Einatmen

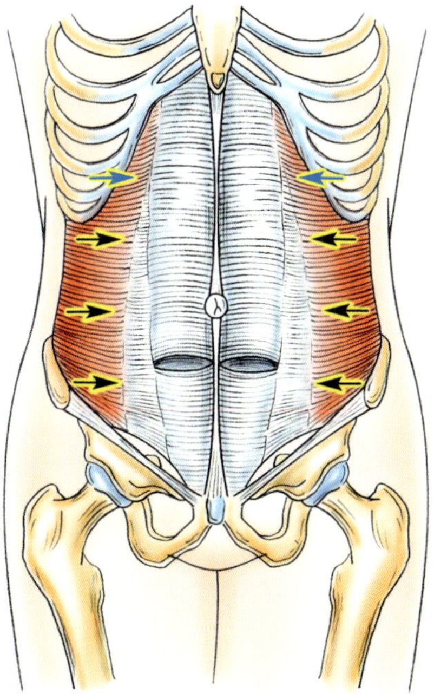

Querer Bauchmuskel beim Ausatmen

- Hierbei kann Ihnen die Vorstellung helfen, dass ein „inneres Korsett“ sich ringsherum zusammenzieht.

Mein Tipp: Durch Ihren wichtigsten Bauchmuskel lernen Sie, bauchmuskulär ausatemorientierter zu werden. Ziel der Basisübung ist es, innerhalb eines Atemzugs einen Spannungswechsel an der Bauchwand zu fühlen.

Aus der Praxis

Frauen mit Blasenbeschwerden können diese Basisübung nicht sofort umsetzen, vor allem aufgrund zu kurzer und überaktiver schräger Bauchmuskeln. Sie dehnen während der Einatmung mit Kraft ihre Bauchwand. Deshalb spüren sie das „innere Korsett“ nicht sofort. Es braucht Motivation, Vorstellungskraft, Geduld und eine gewisse Sanftheit, um sich dem sehr zarten, bindegewebigen queren Bauchmuskel – einem der vier Core-Muskeln – zu widmen, aber es lohnt sich.

Hierbei ergeben sich häufig Unsicherheiten und Fragen wie „Bei mir ist kein Spannungswechsel an der Bauchwand beim Ausatmen zu spüren.“ oder „Bei mir fühlt sich die Bauchwand beim Ausatmen locker an. Warum ist das so?“ Die Expertin für Körperhaltung Karin Albrecht spricht hier von einer paradoxen Transversus-Aktivität im Core-System. Das ist eine Fehlreaktion des queren Bauchmuskels beim Ausatmen oder bei Belastung. Die Bauchwand wirkt nach außen geschoben. Bleiben Sie bitte dran. Erst in der Bauchentspannungslage, dann beim Husten oder Luftballontest.

Fazit: Kraft ist nicht wichtig, es geht um die gesunde Funktion des Core-Muskels.

Der wichtigste Bauchmuskel ist ein Ausatemmuskel. Er funktioniert beim Ausatmen stabilisierend für den Bauchraum, die Lendenwirbelsäule und entlastet den Beckenboden. Beim Einatmen natürlich auch, nur nicht so intensiv.

44. Core-Check Hustentest (Puzzleteil 5)

Der Hustentest zeigt Ihnen in einer entlastenden Rumpfposition, ob Sie den queren Bauchmuskel mit der tiefen Beckenbodenschicht in einer Co-Anspannung anspannen können oder noch nicht. Seien Sie bitte geduldig. Das Zusammenspiel der Core-Muskeln braucht manchmal Zeit.

1. Nehmen Sie den Knie-Unterarmstütz ein. Ihre Unterschenkel liegen im hüftbreiten Abstand auf dem Boden und Ihre Oberschenkel sind senkrecht. Die Unterarme liegen auf dem Boden, sodass sich die Ellbogen unter den Schultern befinden. Heben Sie bewusst das Brustbein an, sodass der gerade Bauchmuskel eine gute Längsspannung hat. Der Kopf bildet eine Linie mit dem Rumpf. Der Unterkiefer fühlt sich entlastet an. Die Stimmritze ist geöffnet.
2. Sie erhöhen Ihre Rumpfspannung im Unterarmstütz, d. h. Sie stützen sich mit den Unterarmen aktiv vom Boden weg. Der Beckenboden ist entlastet und nicht angespannt.
3. Warten Sie auf die nächste Einatmung. Dann atmen Sie durch die Nase ein. Dabei dehnen Sie passiv ringsherum Ihre Bauchwand. Sie gehen also in Vordehnung. Dann halten Sie kurz inne und bereiten sich mental auf die Ausatmung vor.
4. Beim Ausatmen nun kräftig husten und die quere Bauchmuskulatur an der Bauchwand sanft anspannen.
5. Spannt sich Ihr Dammpunkt gleichzeitig nach innen an? Wenn Sie im Dammpunkt eine Resonanz nach innen spüren, ist der Test erfolgreich beendet.

Mein Tipp: Wenn der Dammpunkt reaktionsarm ist, üben Sie das Zusammenspiel zwischen dem queren Bauchmuskel und der tiefen Beckenbodenschicht im Dammpunkt weiterhin im Unterarmstütz. Die Atmung ist der Rhythmusgeber des Core-Systems. Gehen Sie dafür noch einmal zur 3. Woche und üben Sie die Atemwahrnehmung in Rückenlage. Haben Sie ein bisschen Geduld. Ziel ist es, beim Husten den Bauchinnendruck zu regulieren und zu stabilisieren. Die tiefe Beckenbodenschicht im Dammpunkt funktioniert dabei reaktionsreich.

45. Core-Check Luftballontest (Puzzleteil 5)

Der Luftballontest zeigt Ihnen ebenfalls, wie gut Ihre Core-Muskeln bei atemabhängigem Druck funktionieren. Wenn Sie beim Aufpusten des Ballons zu viel Druck im Kopf spüren, ist das ein Hinweis darauf, dass Sie den Druck noch nicht genügend im Bauchraum umverteilen können. Das gilt es gegebenenfalls zu üben.

1. Setzen Sie sich auf Ihre Sitzbeinhöcker mit aufrechter Körperhaltung auf einen festen Stuhl. Achten Sie dabei auf eine neutrale stabile Lenden-Becken-Region.

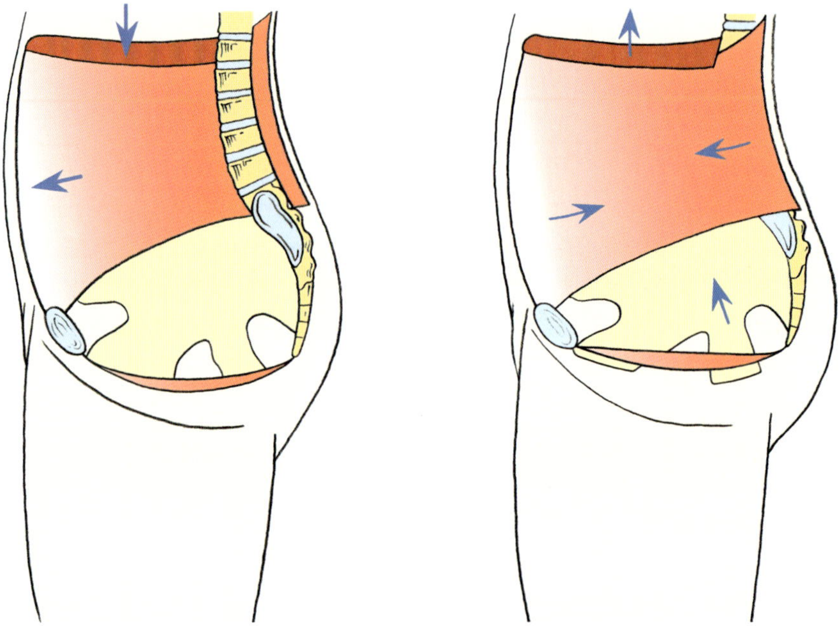

Tiefen queren Bauchmuskel entspannen und dehnen beim Einatmen

Beim Aufpusten des Luftballons den tiefen queren Bauchmuskel und den Dammpunkt anspannen

Die Beine sind beckenbreit leicht ausgedreht, und Ihre Fußsohlen haben guten Bodenkontakt. Entspannen Sie Ihre Gesichtsmuskeln und achten Sie auf gelöste Kiefergelenke mit geöffneter Stimmritze.

2. Nehmen Sie zunächst in Ruhe den Atemrhythmus wahr und warten immer die Einatmung ab. Dann atmen Sie durch die Nase ein. Dabei dehnen Sie passiv ringsherum die Bauchwand. Sie gehen also wieder in Vordehnung.
3. Dann bereiten Sie mental die Ausatmung vor, nehmen den Luftballon an den Mund und atmen zuerst beim Pusten nur einmal kräftig aus, bis der Luftballon sich aufstellt. Noch nicht den Widerstand des Luftballons durchbrechen.
4. Mit der Vorstellung des „inneren Korsetts" spannen Sie willentlich die Bauchwand ringsherum sanft an. Spannt sich der Dammpunkt reflektorisch an? Oder müssen Sie ihn willentlich anspannen? Beide Möglichkeiten sind in Ordnung. Wenn Sie den Beckenboden nach unten drücken, machen Sie eine Pause. Haben Sie ein bisschen Geduld.
5. Können Sie eine Co-Anspannung von querem Bauchmuskel und Dammpunkt fühlen?
6. Erst wenn die tiefe Beckenbodenschicht im Dammpunkt deutlich reagiert, erfolgt das komplette Aufpusten des Luftballons. Dabei halten Sie den Becken-

boden über drei bis vier Atemzüge im Dammpunkt willentlich stabil. Die äußere Beckenbodenschicht reagiert ebenfalls auf den atemabhängigen Druck.

Wichtig: Bei einem schwachen Beckenboden oder einer Senkung ist das komplette Aufpusten eines Luftballons kontraproduktiv.

46. Core-Check beim Singen (Puzzleteil 5)

1. Das Singen im Stand oder im Sitzen mit festem Bodenkontakt unter Ihren Füßen zeigt Ihnen nicht so deutlich, wie gut Ihre Core-Muskeln funktionieren. Eine Vordehnung der Bauchwand beim Einatmen findet nicht so intensiv statt wie beim Husten- und Luftballontest.
2. Üben Sie trotzdem beim Singen die sanfte Co-Anspannung der Bauchwand ringsherum und (bei Bedarf) des Dammpunkts, dem mechanischen Mittelpunkt Ihres Beckenbodens. Genießen Sie die Vibration der Stimmbänder. Viel Freude beim Singen!

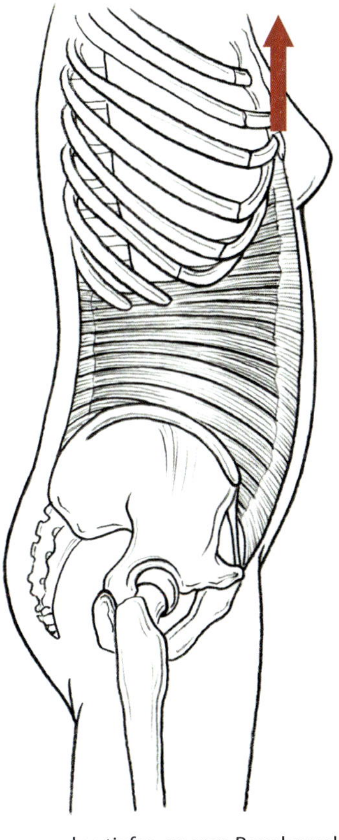

Singen – den tiefen queren Bauchmuskel entspannen und dehnen beim Einatmen – Brustbein anheben

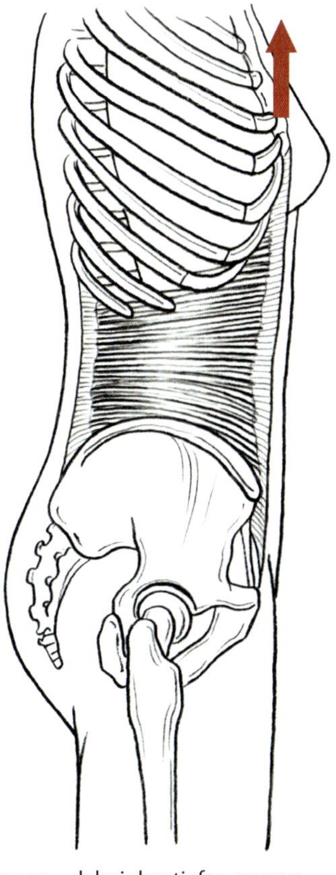

Singen – dabei den tiefen queren Bauchmuskel sanft und bei Bedarf den Dammpunkt anspannen

WOCHE 6

Stabilität schützt: Weniger Stress für Ihre Blase

Für uns Frauen ist es wichtig, im bewegten Alltag den unteren Rücken, den Beckenboden und die Beckenorgane – vor allem die Blase – vor Überlastung zu schützen, um einer Senkung vorzubeugen. Dies ist ein speziell weibliches Problem, das dringend verstärkter Aufklärungsarbeit bedarf. Es gibt Frauen, die die Überlastung spüren und dann individuell den Weg der Schonung und Vermeidung gehen. Dies muss nicht sein und ist sogar kontraproduktiv.

Der natürliche Schutzschild für Ihre Blase ist eine gesunde Rumpfspannung mit neutralen Haltungen. Wenn Sie diese auch in Zukunft aufrechterhalten, sind Sie auf einem guten Weg. Indem Sie Ihre Stabilisationsfähigkeit verbessern, profitieren die Beckenboden- und Blasenfunktion auf natürliche Art und Weise. Die Fuß-, Knie- und Hüftgelenke, aber auch die Bandscheiben der Lendenwirbelsäule freuen sich über gelenkschonendes Bewegungsverhalten. Dafür müssen Sie jetzt nicht tagtäglich aufrecht durch den Alltag schreiten, als trügen Sie einen Wasserkrug auf dem Kopf. Wenn Sie das Grundprinzip der neutralen Haltung verinnerlicht haben, ist das Ziel erreicht.

In den ersten fünf Wochen haben Sie bereits den 10-Punkte-Haltungscheck (s. Seite 48 f.) kennengelernt: Von zentraler Bedeutung war hier, dass Sie ein Gefühl dafür bekommen, in verschiedenen Ausgangsstellungen (Stand, Rückenlage, Sitz, Bauchlage, Vierfüßlerstand, Unterarmstütz) eine neutrale Becken-Lenden-Region beizubehalten. Auch alle Hüftmuskeln haben Sie durch die Stand- und Bodenübungen gekräftigt. Das ist eine wichtige Voraussetzung für eine gute Beckenstabilität im kleinen Becken. Wenn dieses Zusammenspiel beim Laufen, Hüpfen und Tragen von Lasten oder auch während einer längeren Wanderung funktioniert, schützen Sie auch Ihre Blase.

Beantworten Sie bitte zu Beginn der Woche 6 folgende Fragen zum Druck und Stress, dem Ihre Blase ausgesetzt ist:

- Fühlen Sie sich in Ihrer körperlichen Leistungsfähigkeit eingeschränkt, weil Sie beim Sport oder bei Freizeitaktivitäten Ihre Schließ- und Beckenbodenmuskeln oft anspannen müssen?

- Fühlen Sie bei körperlicher Aktivität einen Senkungsdruck nach unten oder haben Sie das Bedürfnis, Ihre Blase zu kontrollieren?
- Haben oder hatten Sie stressbedingte Rückenbeschwerden (Verspannungen, Schwäche oder Schmerzen) in der Lendenwirbelsäule und suchen deshalb Halt in Ihrem Beckenboden?
- Setzen Sie bei Zeitdruck immer noch die Bauchpresse beim „Wasserlassen" ein?
- Leiden Sie aufgrund von emotionalem Stress unter einer Verspannung im Unterbauch oder in anderen Körperregionen, zum Beispiel in der Kaumuskulatur oder im Nacken-Schulter-Bereich?

Wenn Sie auf eine oder mehrere dieser Fragen mit Ja antworten, brauchen Sie vielleicht einfach noch mehr Zeit. Haben Sie den Übungsablauf wie im Buch vorgestellt eingehalten oder sind Sie zu einzelnen Übungen gesprungen? Ich möchte Ihnen vor allem nochmals die neun Bodenübungen ans Herz legen.

Zahlreiche Kursteilnehmerinnen, die sich an den methodischen Aufbau gehalten haben, berichten mir immer wieder von ihren Erfolgen. Ziel der Woche 6 ist es, im Alltag die tiefe Beckenbodenschicht als stabilisierende Muskulatur z. B. für die Reizblase zu nutzen. Damit ist die Blase gut gegen mechanische Stressreize geschützt.

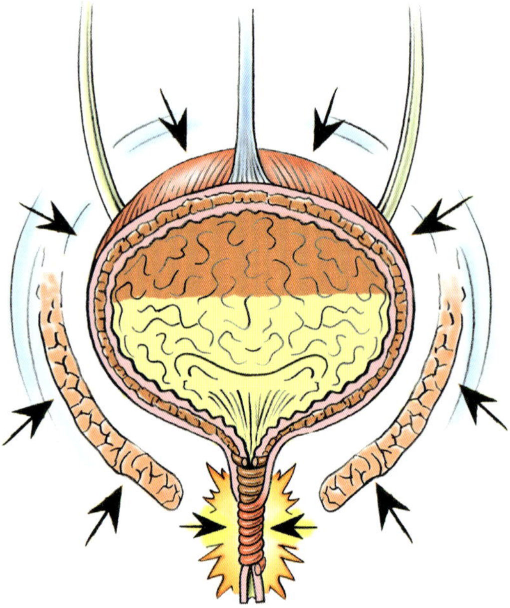

Druck von außen

In Woche 6 komplettieren Sie Ihr Übungsprogramm durch zwei Standübungen: Sie lernen, sich durch Rotation in den Beinen und im Oberkörper dynamischer zu bewegen und Ihre Stabilisationsfähigkeit zu erweitern. Diese Standübungen können herausfordernd sein und Sie aus Ihrer Komfortzone herausbringen.

Außerdem bekommen Sie ein Beispiel an die Hand, wie die tiefe Beckenbodenschicht einen erhöhten Blaseninnendruck im Alltag stabilisiert. Der Grund für einen solchen erhöhten Druck muss nicht immer eine volle Blase sein.

Woche 6 dient zudem der Reflexion: Welche Verhaltensveränderungen konnten Sie umsetzen? Wie geht es Ihrer Blase? Haben Sie die tiefe Beckenbodenschicht im Dammpunkt entdeckt? Die Tiefenmuskulatur meldet sich nur bei Ihnen, wenn Sie Ihren Damm sanft anspannen. Sonst ist sie einfach da und sorgt für Stabilität bei jedem Atemzug. Ist das nicht wunderbar? Das bringt Ihnen Sicherheit für Ihre Blase und sorgt gleichzeitig auch für den Schutz des unteren Rückens. Welche Übungen tun Ihnen besonders gut?

Um Ihren Körper, Ihren Geist, Ihr Gefühl und Ihre Seele zu stärken, sollten Sie sich selbst viel zutrauen. Das ist Ihr Etappenziel in Woche 6.

Stabilisationsfähigkeit schützt Ihre Blase

Den Begriff „Stabilisationskompetenz“ habe ich durch Karin Albrecht entdeckt. Er fasst optimal zusammen, worum es in diesem Kapitel geht: Bei dynamischen Bewegungsabläufen, etwa beim Sport, sollen die Muskelschichten durch einen ökonomischen Haltungsaufbau, eine gesunde Rumpfspannung und eine gute Rumpfstabilität aufeinander abgestimmt werden. Diese Fähigkeit – oder Kompetenz – gewinnen wir ausschließlich durch Ausprobieren und Umsetzen. Besonders bei den spiralförmigen Drehbewegungen im Oberkörper zum Becken sollen die stabilisierenden schrägen Bauchmuskeln zum Einsatz kommen.

Das 6-Wochen-Programm strebt die axiale Stabilität der Wirbelsäule an. Die Core-Muskulatur gibt der Lendenwirbelsäule Halt und schützt sie. Am Beispiel eines Bleistifts lässt sich die axiale Stabilität der Wirbelsäule gut erklären: Haben Sie schon einmal versucht, einen Bleistift zu brechen, indem Sie ihn auseinanderziehen? Das klappt nicht. Diese Erkenntnis ist sowohl wertvoll für die Beckenboden- als auch die Blasenfunktion.

Für das Ausprobieren von Stabilisationsfähigkeit ist der Bein-Becken-Twist ideal. Ihn lernen Sie im Praxisteil dieser Woche kennen. Diese Übung trainiert die Bein- und Hüftmuskulatur und fordert die notwendige Rumpfstabilität heraus, die wir zum Beispiel beim Skifahren, Inlineskaten oder Tanzen benötigen. Hier ist der große Gesäßmuskel als Hüftstrecker von besonderer Bedeutung. In der Bewegung ist die unterstützende Hüftmuskulatur sehr wichtig für die Beckenstabilität.

Frauen in meinen Kursen, die sich die notwendige Stabilisationskompetenz aufgebaut haben, sind immer wieder überrascht, dass auch bei vollerer Blase keine aktive

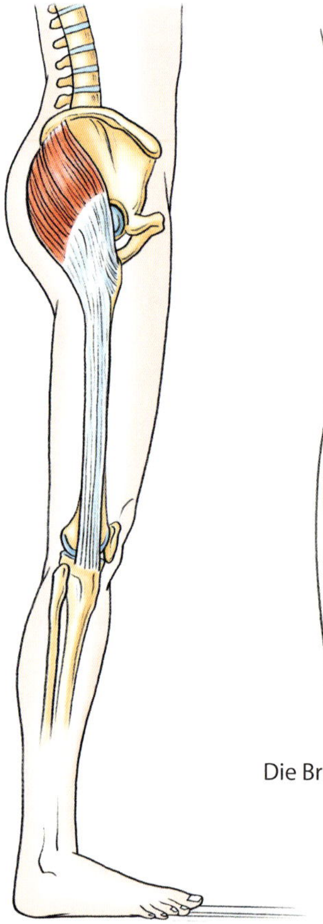

Den großen Gesäßmuskel als Hüftstrecker zu trainieren ist bei Blasenbeschwerden hilfreich

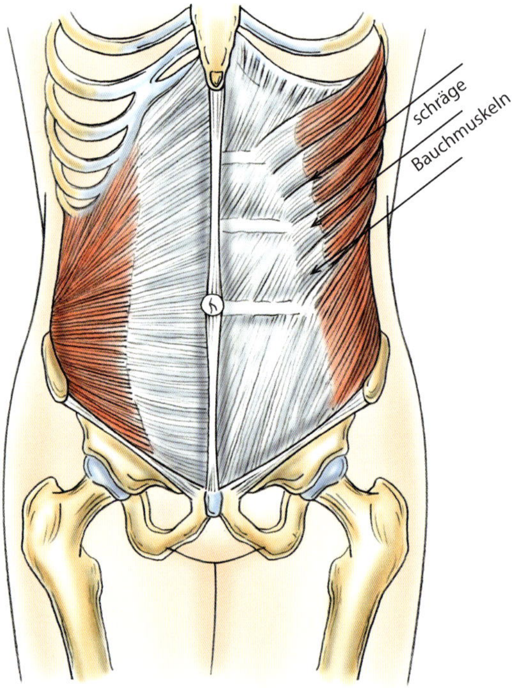

Die Brustkorbrotation ist bei Blasenproblemen hilfreich

Blasenkontrolle mehr nötig ist. Trotz dynamischer Drehbewegungen rückt die Blase in den Hintergrund. Sie können die Druckerhöhung in der Leibeshöhle, die durch die Bewegung entsteht, gut umverteilen.

Die zweite Standübung ist der „Oberkörper-Twist“. Bei dieser sportlichen Bewegung arbeitet der rechte äußere schräge Bauchmuskel mit dem linken inneren schrägen Bauchmuskel zusammen, um den Rumpf zu rotieren. Ich behaupte immer, dass Rotation zu wenig in unserem Alltag gebraucht wird. Dadurch werden die schrägen Bauchmuskeln zu wenig benutzt und neigen deshalb zur Verspannung und Verkürzung. Das kann Druck auf den Beckenboden und die Blase verursachen.

Wärme minimiert Stress für die Blase

Wer wünscht sich nicht eine beschützende wärmende Hand auf der Lendenwirbelsäule, besonders bei seelischen Belastungen oder bei Kälte? Genauso sollte eine gesunde Lumbalfaszie (Bindegewebsplatte) im Alltag wirken. Die oberflächliche und tiefe Rumpfmuskulatur wird durch diese Faszie in ihrer Haltefunktion unterstützt, was die Rumpfstabilität und das Wohlbefinden in der Lende verbessert. Verspannungen im Lendenbereich sind oft auf eine verklebte Lumbalfaszie zurückzuführen. Mit Wärme, hochwertigen reinen Ölen und dem Trinken von genügend reinem Wasser bekommen wir diese unangenehmen Verspannungen auf natürliche Art und Weise in den Griff.

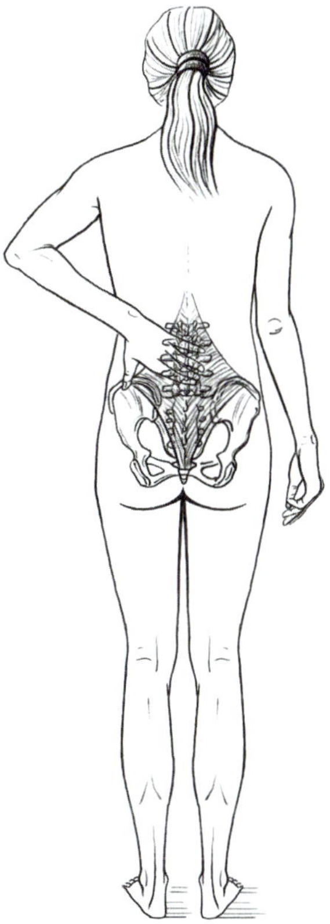

Die Lumbalfaszie zu pflegen ist hilfreich bei Blasenproblemen

Gönnen Sie sich hochwertige wärmende Unterwäsche aus Wolle und Seide, um die Lumbalfaszie und das Gesäß vor dem Auskühlen zu schützen. Wir Menschen neigen ja zur Erkaltung. Berühren Sie mal ihr Gesäß. Wie warm fühlt es sich an? Auch Hüftgurte sind in den kälteren Monaten zur Durchblutung empfehlenswert. Die Gesundheit unserer Nieren als Bestandteil der oberen Harnwege ist für eine gesunde Blasenfunktion von großer Bedeutung. Ist hier alles gut, nehmen die Stressreize für die Blase ab.

Das Wissen um den Stellenwert von Wärme für unsere Gesundheit verdanken wir nicht zuletzt der Anthroposophie nach Rudolf Steiner (1861-1925). Menschliche Wärme, umhüllende Wärme und wärmende Massagen sind für uns Menschen einfach wunderbar.

Emotionale Stabilität stärkt die Tiefenmuskulatur

Bei indigenen Völkern wie beispielsweise den Maya waren die Dorfgemeinschaft und die Geburtshelferinnen für schwangere Frauen eine große Hilfe. Es wäre wünschenswert, dieses überlieferte Wissen, das Tausende von Jahren alt ist, endlich wieder zu kultivieren.

Die Hebammen sind als Geburtshelferinnen unersetzlich. Das Wissen um die Bedeutung der Gebärmutter für die weibliche Lebensenergie ist für uns Frauen wichtig. Auch eine Wertschätzung der Gebärmutter als Ort der Schöpfung sollte wieder aufleben.

Es ist Wandelzeit. Erinnern wir uns, was wirklich zählt am Menschsein. Frauen können auch bei uns während der Schwangerschaft von der Gemeinschaft getragen werden. Materialismus sollten wir hier keinen Raum mehr geben.

Die Liebeskraft ist die stärkste Kraft. Sie sorgt für emotionale Stabilität. Ich würde so weit gehen zu behaupten, dass die emotionale Stabilität die Tiefenmuskulatur stärkt. Davon profitiert die Beckenboden- und die Blasenfunktion. Verändern wir den Blickwinkel!

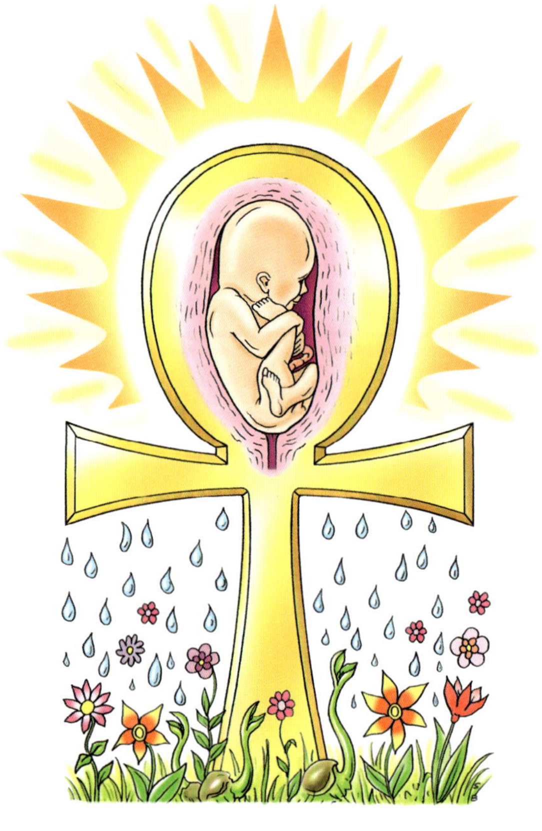

Symbol des Lebens – Ankh

Frauen sollten Gelegenheit haben, sich freudvoll auf die Geburt vorzubereiten. In der Geburtsvorbereitung können sie Vertrauen in ihre weibliche Kraft entwickeln, sich mit Stärke und Mut auftanken und die Hinwendung zum Kind entwickeln – und zwar während der Schwangerschaft sowie während und nach der Geburt.

Wie elementar ist ein gutes Körpergefühl durch eine ganzheitliche Gymnastik und ganzheitliche Massagen, wenn es um Schmerzen geht! Ein bewegliches Becken und eine frei fließende Atmung sind zentrale Voraussetzungen für eine natürliche Geburt.

Mit sich selbst sanft und liebevoll umzugehen und zu realisieren, wo die eigenen Grenzen sind – das ist meiner Meinung nach die richtige Haltung, um freudig und gestärkt durch diese einzigartige Lebenserfahrung zu gehen.

Blasensenkung wird durch Druck spürbar

Wenn aus der Bauchhöhle Organe nach unten sinken, sprechen Mediziner von einer Senkung. Das kann nicht nur die Gebärmutter betreffen, sondern auch den Darm, die vordere Scheidenwand, den Beckenboden – und allen voran die Blase. Die Gründe für eine Senkung sind vielfältig. Bindegewebsschwäche, Übergewicht, schwacher Bandscheibendruck in der Lendenwirbelsäule, Fehlhaltungen, chronischer Husten, das Tragen von zu schweren Lasten, schwache Bauchmuskeln, Bauchmuskeltraining durch Crunches, Hormonveränderungen in den Wechseljahren oder seelische Belastungen können eine Senkung begünstigen.

Zur Erinnerung: Wir Frauen sollten uns bewusst machen, dass wir kein starkes Rückgrat brauchen, um schwere Lasten tragen zu können. Haben wir das noch nicht, können wir nichts Schweres heben und tragen, und sollten es auch nicht tun. Zudem sollten wir nicht ignorieren, dass der weibliche Zyklus einen individuell großen Einfluss auf unsere körperliche Leistungsfähigkeit hat.

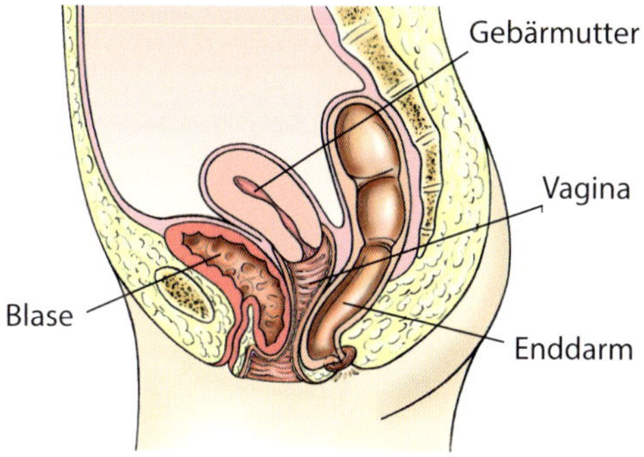

Das alles kann dazu führen, dass die Beckenbodenmuskeln, die Bänder der Beckenorgane und das Bindegewebe überdehnt werden. Die Folge ist eine Beckenbodensenkung. Die häufigste Organsenkung ist die sogenannte Zystozele. Dabei handelt es sich um eine Blasensenkung, die oft mit einer Senkung der vorderen Scheidenwand verbunden ist. Früher ging die Medizin bei diesem Krankheitsbild von einer hinzunehmenden Unterleibsschwäche aus – heute weiß man es besser: Mit dem Wissen über das Core-System lassen sich leichtere Senkungen bis zu einem gewissen Grad zurückbilden.

Wie aber geht eine Frau mit Senkungsgefühlen um und wie wirkt sich das auf ihr Leben aus? Natürlich geht jede Frau individuell mit dieser Belastung um. Im Rahmen meiner Tätigkeit im Herz-Jesu-Krankenhaus habe ich Patientinnen kennengelernt, die sehr unter einer Senkung und der damit verbundenen eingeschränkten Lebensqualität leiden. Sie machen kleinere Schritte, halten das Becken extrem ruhig oder schonen sich und bewegen sich wenig. Sie verändern verständlicherweise ihr Anspannungsverhalten in der vorderen Beckenbodenregion, schließen die Vagina und ziehen sie nach oben. Dadurch verspannt sich das Bindegewebe immer mehr. Außerdem verändern sie unbewusst ihre Haltung, um eine Senkung besser zu kompensieren. Das Becken wird nach hinten aufgerichtet und damit das Schambein höher positioniert. Eine Fehlhaltung ist dadurch vorprogrammiert, denn durch den veränderten Körperschwerpunkt kann die Core-Muskulatur nicht optimal zusammenarbeiten.

Auch ziehen viele Frauen oft unbewusst die Schultern hoch, um das Druckgefühl in der Vagina zu lindern. Damit wird der Bizeps unter Dauerspannung gebracht und die Brustmuskulatur verkürzt. Das wiederum führt zu einer Unbeweglichkeit im Schultergürtel und zu Dauerverspannungen im Nacken. Kommen dann noch häufige Beugehaltungen in den Armen im Alltag dazu, steigt das Unwohlsein der Frau und das Risiko von Blasen- und Darmbeschwerden steigt.

Gerade zur Vorbeugung und zur Therapie bei einer Senkung ist mein Programm hilfreich. Insbesondere lenken wir die Aufmerksamkeit auf die Frage, wo der Druck herkommt. Oft wird der Beckenboden bei körperlicher Belastung unbewusst nach unten gedrückt. Deshalb ist die Selbstwahrnehmung bei Belastung wichtig. Wo kommt der Druck wirklich her? Das gilt es in sechs Wochen und darüber hinaus zu fühlen.

Wirklich beeindruckend sind in diesem Zusammenhang unsere Selbstheilungskräfte. Es ist möglich, die kollagenhaltigen Bänder der Beckenorgane zu regenerieren. Unterstützen können wir dies mit einer Entlastung im Alltag durch rückenfreundliches Verhalten. Muss ich wirklich den Einkauf oder die schwere Gartenarbeit allein stemmen? Hilfe zur Selbsthilfe kann bedeuten, sich Hilfe zu organisieren.

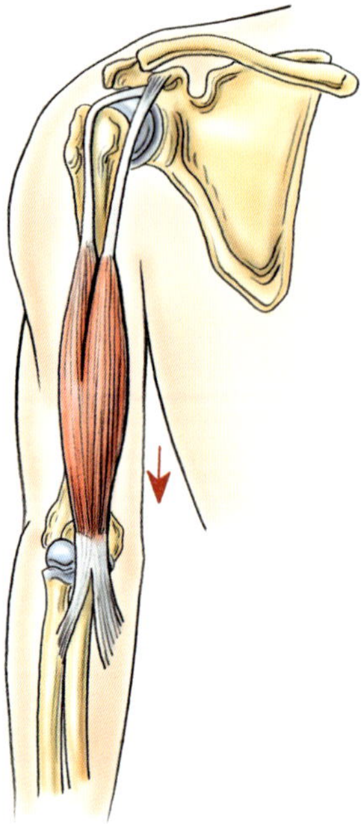

Lockern des Armbeugemuskels (Biceps)

Rumpfstabilität hilft, Blasendruck standzuhalten

Druckerhöhungen in der Leibeshöhle begleiten uns durch den Tag. Bereits ein Lagerungswechsel vom Liegen in den Sitz, aber auch der Wechsel vom Sitz in den Stand ist mit einer Druckerhöhung verbunden. Viele Frauen spüren hier am Morgen noch zusätzlich ihre volle Blase. Das ist ganz normal!

Die Frage ist aber, wie Sie mit diesem Blasendruck zurechtkommen. Schaffen Sie den Weg zum Bad ohne Probleme, oder wird es mit der Blasenkontrolle schwierig? Mit einem positiven Blickwinkel für die Zentrierung Ihres Beckenbodens schaffen Sie, es Ihre Beckenbodenstabilität zu erhöhen.

Praxisteil in Woche 6

In der Woche 6 werden die Bein- und Hüftmuskeln sowie die äußeren schrägen Bauchmuskeln zum Thema, denn ein gutes Funktionieren dieser Muskeln ist besonders wichtig für den Schutz des Beckenbodens.

Sie lernen außerdem, die tiefe Beckenbodenschicht im Dammpunkt nach vorne hebend in Richtung Blase sanft anzuspannen. Durch die Beckenbodenkoordination wird die stabilisierende tiefe Beckenbodenschicht einen „Hauch" mehr stabilisiert. Das reicht in der Regel aus, um die Blase zu kontrollieren.

Ihr Übungsplan im Stand in Woche 6

Wiederholen Sie die Standübungen, die Sie bereits aus Woche 1 bis 5 kennen.
Es ergibt sich ein neuer Ablauf für den Unterkörper:

1. Fußwippen (Übung Nr. 1)
2. Kurzer Fuß (Übung Nr. 34)
3. Haltespannung im Ballenstand (Übung Nr. 35)
4. Kniekreise (Übung Nr. 36)
5. Aktives Gehen (Übung Nr. 2)
6. Bein-Twist (Übung Nr. 3)
7. Bein abspreizen (Übung Nr. 4)
8. Hüftkreise (Übung Nr. 5)
9. Beckenkreise (Übung Nr. 6)
10. Hüften wiegen (Übung Nr. 38)
11. Squats (Übung Nr. 39)
12. Armpendeln neben dem Körper (Übung Nr. 19)

13. Armpendeln vor dem Körper (Übung Nr. 20)
14. Armschwingen um den Körper (Übung Nr. 21)
15. Armwellen (Übung Nr. 26)
16. Wolken schieben (Übung Nr. 27)
17. Flankendehnung (Übung Nr. 28)
18. Arm-Twist (Übung Nr. 29)
19. Schultern und Arme lockern (Übung Nr. 7)
20. Brustkorb-Rotation (Übung Nr. 8)
21. Schulterkreise (Übung Nr. 9)
22. Armkreise (Übung Nr. 10)
23. Kopf-Rotation (Übung Nr. 11)
24. Kopf zur Seite neigen (Übung Nr. 12)

Erweitern Sie die Übungsreihe um diese letzten zwei Standübungen für den Unter- und Oberkörper:

47. Bein-Becken-Twist (Puzzleteil 6)

1. Nehmen Sie einen hüftbreiten Stand ein. Gleicher Haltungsaufbau wie bei Übung 1.
2. Drehen Sie sich in den Beinen und im Becken mit wechselnden gebeugten und gestreckten Hüftgelenken nach rechts und links wie beim Twist.
3. Die Kraftübertragung erfolgt von den Beinen. Die neutrale Becken-Lenden-Region bleibt stabil.
4. Der Oberkörper bleibt in der Mitte.
5. Die Arme bewegen sich locker seitlich am Körper.

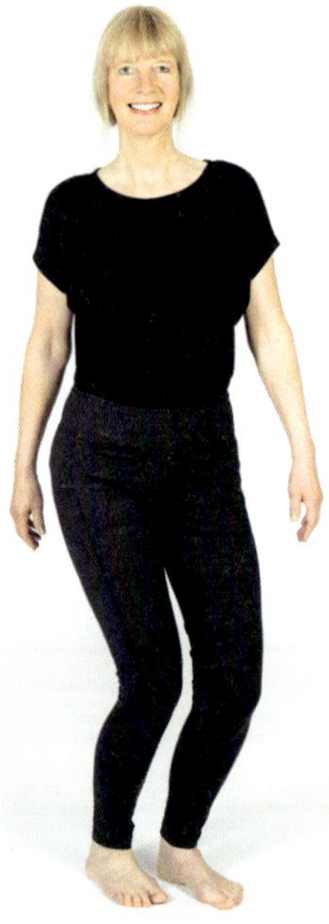

Beim Bein-Becken-Twist können Sie entscheiden, ob Sie bei leichteren Senkungsgefühlen den Beckenboden im Dammpunkt gegenhalten möchten oder nicht. In der Regel reicht eine neutrale Haltung mit erhöhter Rumpfstabilität aus.

48. Oberkörper-Twist (Puzzleteil 6)

1. Nehmen Sie eine kleine Grätsche ein. Gleicher Haltungsaufbau wie bei Übung 1.
2. Üben Sie zuerst seitliche Ausfallschritte; Sie beugen und strecken im Wechsel die Beine durch bewegliche Hüftgelenke.
3. Es folgt eine Brustkorb-Rotation mit rechtem Schultereinsatz; den rechten Arm zum gebeugten linken Oberschenkel drehen. Dabei berührt die rechte Hand den linken Oberschenkel (wenn möglich).
4. Die neutrale Becken-Lenden-Region bleibt stabil; die Kopfhaltung bleibt vorn, Blick zum Horizont.
5. Dann erfolgt die Brustkorb-Rotation mit linkem Schultereinsatz, den linken Arm zum gebeugten rechten Oberschenkel.

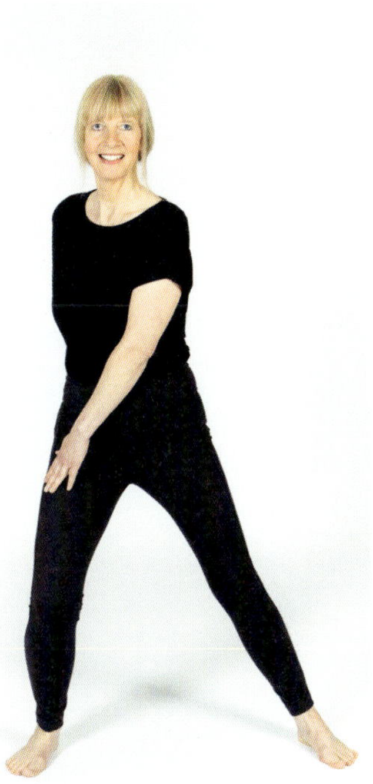

Ihr Übungsplan am Boden und im Sitzen in Woche 6

Üben Sie das bisher Gelernte aus Woche 1 bis 5:

- Beckenuhr (Woche 1)
- Hüfttwist (Woche 1)
- Hüfttanz (Woche 1)
- stabiler Vierfüßler- und Dreifüßlerstütz (Woche 1)
- „vergnügtes Steißbein" (Woche 2)
- „Wirbelschlange" (Woche 3)
- Psoas-Training (Woche 4)
- „Kopf hoch" (Woche 5)

In Woche 6 lernen Sie die Vorteile von Rumpfstabilität im Alltag kennen. Machen Sie sich bewusst, inwiefern gesunde Verhaltensweisen den Umgang mit erhöhtem Druck Ihr Leben erleichtern. Wie ist z. B. das Druckempfinden für Ihre volle Blase, wenn Sie vom Sitz in den Stand wechseln und umgekehrt? Ein wichtiger Grundsatz aus der Rückenschule lautet: Neigung ohne Beugung der Wirbelsäule. Diesen Grundsatz wenden wir beim Lagerungswechsel an.

49. Rumpfstabilität bei Lagerungswechsel mit Blasenkontrolle (Puzzleteil 6)

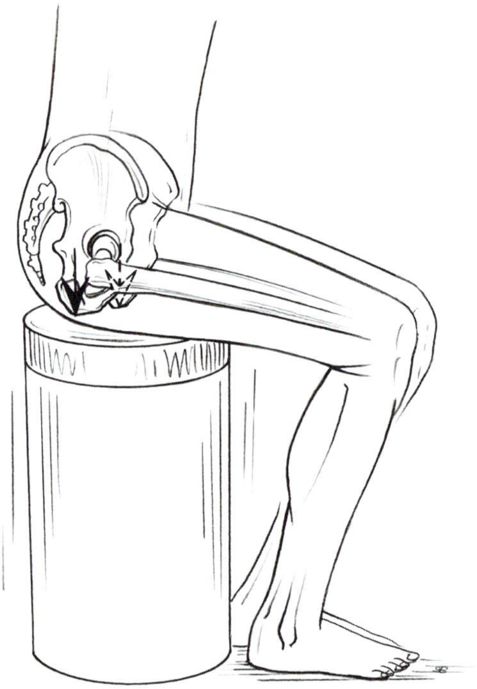

Bei Lagerungswechsel das neutrale Becken stabil halten für einen stabilen Beckenboden

1. Üben Sie die Rumpfstabilität mit Neigung ohne Beugung der Wirbelsäule beim Lagerungswechsel in den Stand und spüren Sie nach. Bemerken Sie positiv einen Unterschied?
2. Gleichzeitig spannen Sie nun sanft den Dammpunkt nach vorn in Richtung Blase, um den Blasenhals sanft anzuheben. Schaffen Sie das?
3. Können Sie dann gehen und den Dammpunkt hebend in Richtung Blase weiterhin sanft anspannen?
4. Auf dem Weg zum Bad können Sie individuell zusätzlich den Harnröhrenschließmuskel willentlich mit Vorstellungskraft schließen, um den Harn zurückzuhalten. Denken Sie an Ihre mentale Leistungsfähigkeit. Sie sind die Chefin Ihrer Blase.
5. Wenn Sie im Bad stärkeren Harndrang fühlen, rufen Sie weiterhin Ihre Rumpfstabilität ab und bleiben Sie in der neutralen Haltung. Beim Vorbereiten nicht den Kopf nach vorne beugen. Schauen Sie über Ihre linke Schulter, um das WC zu orten. Dann wieder an den Satz denken: Neigung ohne Beugung der Wirbelsäule, wenn Sie in den Sitz gehen.

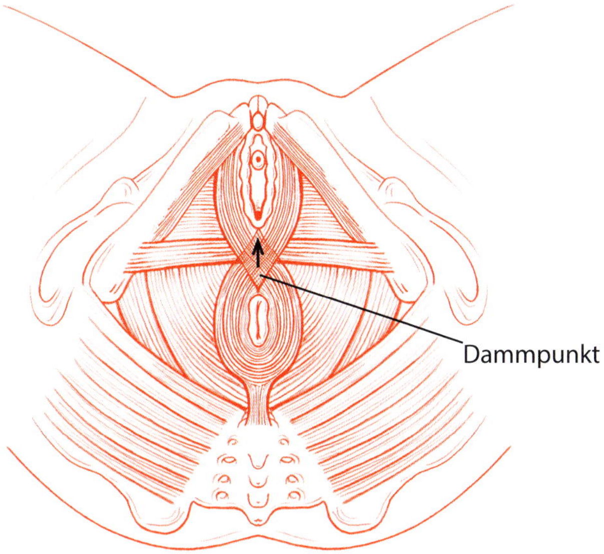

Mein Tipp: Auch beim Husten oder Niesen kann Ihnen die Grafik vom Dammpunkt bei der Vorstellung helfen, exakt am Ende der Einatmung schnell den Dammpunkt sanft anzuheben. Es fühlt sich dann an wie ein Gegenhalten des Beckenbodens beim Husten oder Niesen. So unterstützen Sie beim atemabhängigen Druck Ihre Blasenkontrolle. Der quere Bauchmuskel geht synchron in Co-Anspannung. Sie entscheiden, was Ihnen guttut.

Aus der Praxis:
Das ist wahrlich ein Tabuthema. Wie gehe ich mit verstärktem Blaseninnendruck vor der Haustür oder der Badezimmertür um? Einige Frauen haben Kontrollverluste, kurz bevor sie sich auf die Toilette setzen (Last-Minute-Inkontinenz). Deshalb entleeren sie in ihrem Alltag oft aus Sicherheitsdenken bewusst oder unbewusst frühzeitig ihre Blase, bevor überhaupt Harndrang entsteht. Das ist ungünstig, weil dadurch die Blase unter ihrem Potenzial bleibt. Sie wird sozusagen verwöhnt. In diesem Zusammenhang ist es immer wieder faszinierend zu beobachten, wie hilfreich die Zentrierung der Beckenbodenmitte für die tiefe stabile Beckenbodenschicht ist.

Gerne möchte ich Sie motivieren, weiterhin die tiefe Muskelschicht im Rumpf – die Core-Funktion – dauerhaft zu fördern, auch unabhängig von der Blasengesundheit. Daher möchte ich Ihnen hier noch einige Impulse für ein gesundes Core-System mit auf den Weg geben. Ein klassisches Muskeltraining mit Willenskraft ist für das

Core-System nicht vorgesehen. Wie wichtig ist stattdessen die Atmung als sein Rhythmusgeber?

Meine Tipps für eine natürliche Zwerchfellatmung:

- sich täglich seiner Atmung bewusstwerden
- häufig in eine neutrale Haltung gehen
- die Beweglichkeit der Augäpfel trainieren
- bloß nicht hart werden …
- für einen inneren Frieden sorgen
- in die Natur gehen
- sich Entspannungspausen gönnen
- nach Bedürfnis gähnen und seufzen
- keinen Dauerstress zulassen
- sich möglichst wenig niedrig schwingenden Frequenzen aussetzen

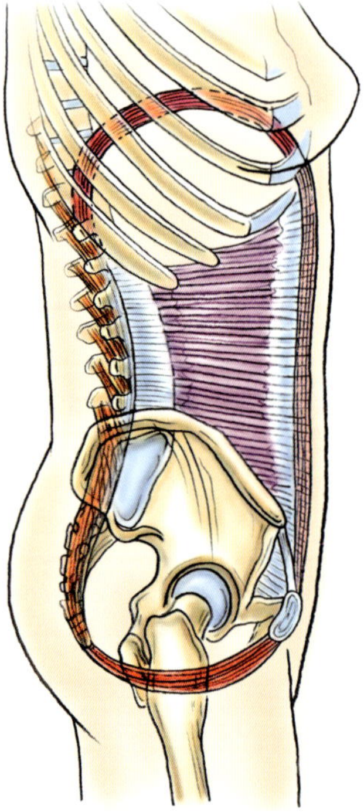

Modell: Core-System für ein spürbar starkes Rückgrat

Ein funktionierendes Core-System bewirkt, dass Schmerzen im unteren Rücken und Unwohlsein im Bauchraum, Senkungsgefühle im Unterleib, Inkontinenz, eine Reizblase u.v.m. bedeutend seltener vorkommen. Es bedeutet auch, das starke Rückgrat zu fühlen – und dabei die Weiblichkeit und Weichheit wunderbar leben zu können. Es lebt sich mit mehr Leichtigkeit im Becken, weil die Schließ- und die Beckenbodeneinheit deutlich weniger für die Blasenkontrolle angespannt werden müssen. Bei Bedarf einer atemabhängigen Druckerhöhung reicht das Anspannen vom Dammpunkt in Richtung Blase in der Regel aus. Das starke Rückgrat hilft auch, die weibliche Mitte stabil zu halten.

Zur Stärkung dieses Muskelsystems ist ein Zusammenspiel sowohl physischer als auch psychischer und seelischer Aspekte hilfreich. So bringen uns neben einer aktiven aufrechten Körperhaltung und Herzzentriertheit auf geistiger Ebene das Vertrauen in die eigene Atmung, eine gefühlte Hingabe der queren Bauchmuskelschicht beim Einatmen (Ausdehnung) und eine gefühlte Sanftheit beim Ausatmen (Zusammenziehen) der diesem Muskelsystem näher.

Steht die Frequenz auf Hingabe und Sanftheit, dann kann die weibliche Energie – das Yin – fließen. Mit dem Yin verbunden sind die Nacht, die Erde, der Mond, die Ruhe, die Gefühle, die Intuition, das Innen, das Ausatmen. Das Yang steht für männlich, den Tag, den Himmel, die Sonne, die Bewegung, den Verstand, das Außen, das Einatmen.

Der Körper in Streckung, durch eine Atemmeditation, sich nach innen mit dem mitfühlenden Herzen zu verbinden, den Atemrhythmus ins Bewusstsein zu holen, die Einatmung im Bauch- und Brustraum gewähren zu lassen, den Atemrhythmus weiterhin zu beobachten – ich bin überzeugt, dass sich all dies positiv auf das Core-System auswirkt.

☞ Das Core-System sorgt und steht für Stabilität & Lebendigkeit & Lebensenergie!

Schlusswort: Wie geht es weiter?

Die Körperreisen in die drei Beckenbodenregionen, die wichtigen Basisübungen, alle Stand- und Bodenübungen sowie die Urotherapie im Blasenpuzzle dienen dazu, direkt oder indirekt die Beckenboden- und Blasenfunktion zu fördern.

Hatten Sie durch die Bearbeitung der 9 Teile im Blasenpuzzle Erfolgserlebnisse? Haben Sie ein Gefühl für die Beckenbodenmuskeln entwickelt? Je sanfter Sie anspannen, desto intensiver fühlen Sie diese wohltuenden zarten Muskeln.

Sind Sie sich Ihres Körpers stärker bewusst und mehr im Einklang mit ihm? Durch die wohltuenden Bodenübungen für die drei Muskelschichten sind häufig auch stressbedingte Beschwerden im Körpersystem verschwunden.

Wenn Sie länger als sechs Wochen für das Programm benötigen, ist das vollkommen in Ordnung. Nehmen Sie sich alle Zeit, die Sie brauchen und passen Sie die Stand- und Bodenübungen individuell an Ihr Leben an.

Bleiben Sie auch nach Abschluss aller Einheiten noch einige Wochen am Ball. Ich wünsche Ihnen von Herzen Durchhaltevermögen. Wenn Sie nicht alle Übungen schaffen, stellen Sie sich Ihre Lieblingsübungen zusammen.

Sie haben außerdem die Möglichkeit, einen 6-wöchigen Rücken- & Beckenbodenkurs online in Kleingruppen unter *www.sabine-irmer.com* zu buchen. Darin führe ich Sie gerne Schritt für Schritt in Echtzeit durch alle Übungen. Oder Sie besuchen ein dreitägiges Seminar „Blase in Balance“ in Präsenz oder online. Vielleicht möchten Sie lieber eine persönliche 1:1-Betreuung?

Zur Erinnerung: Nur gemeinsam schaffen die tiefe Beckenbodenschicht und die tiefen Hüftmuskeln es, die Dynamik und Stabilität im kleinen Becken zu behalten. Deshalb sind die Standübungen für den Unterkörper für die Beweglichkeit der Hüftgelenke und die Stärkung der Hüftmuskeln weiterhin zu empfehlen. Dann nimmt die willentliche Blasenkontrolle ab und Reizblasenbeschwerden sind passé.

Übrigens: Falls Ihr Partner neugierig geworden sein sollte, weil er Sie beim Üben beobachtet hat: Das Uro-Gyn-Puzzle kann auch Männern bei Blasenproblemen helfen. Nähere Informationen dazu finden Sie auf meiner Website unter *www.sabine-irmer.com*.

Liste aller Übungen

Standübungen:

Bodenübungen:

Basisübungen:

Körperreisen:

Core-Check:

Danksagung

Mein besonderer Dank gilt Frau Dr. Monika Leiße-Stankoweit für ihre große Unterstützung, das urologische Lektorat und für ihr Vorwort zu diesem Buch. Als ich sie 2008 in ihrer urologischen Praxis besuchte, um meinen Beckenbodenkurs vorzustellen, war ihr medizinisches Interesse geweckt. Als Urologin hatte sie sehr viele Patientinnen behandelt, die über eine Reizblase und wiederkehrende Blasenentzündungen klagten.

Ihr ganzheitlicher Ansatz bei der Diagnose und Therapie von Blasenbeschwerden hat mich beeindruckt und ich bin dankbar, dass Frau Dr. Leiße-Stankoweit ihren Patientinnen meine Kurse empfohlen hat. Dank ihrer medizinischen Erfahrung und Beratung konnte ich mein urotherapeutisches Programm über die Reizblase ausbauen und optimieren.

Mein großer Herzensdank gilt auch Anja Eggert (*www.anja-eggert.de*) für ihre wunderbare Unterstützung beim Formulieren der Texte. Ohne ihre Textwerkstatt hätte ich nicht den Mut gehabt, das Buchprojekt zu starten.

Zudem danke ich von Herzen Sonja Burger (*www.sonjaburger.ch*) für ihre wissenschaftlichen Zeichnungen und die wunderbare langjährige Zusammenarbeit. Die Blasen-Grafiken und die Harnröhren-Grafik sind sehr hilfreich, um die Spannungserkrankung Reizblase zu veranschaulichen. Unsere Augen verstehen oft viel eher, auch wenn der Verstand noch Zeit braucht.

Ohne die wertvolle Schulung durch die professionellen Fortbildungen mit Herz bei *star (School for Training and Recreation)* in Zürich unter der Leitung von Karin Albrecht über das Core-System (Antara©-Konzept) wäre das Buchprojekt nicht zustande gekommen.

Auch bei der Pionierin Renate Tanzberger möchte ich mich von Herzen für ihr Tanzberger-Konzept bedanken: *www.tanzberger-konzept.de*

Zum Schluss möchte ich mich von Herzen bei all den Frauen, die durch mich in rund 15 Jahren die Urotherapie kennengelernt haben, für ihr Vertrauen bedanken. Für mich ist es ein Geschenk, wenn ich sehe, wie ihre Erleichterung wächst, weil ihre Blase nicht mehr ihren Alltag bestimmt. Im Laufe der Jahre durfte ich immer wieder erleben, dass Blasenentleerungsstörungen ohne Medikamente gut therapierbar sind.

Rezept Blasen- und Nierentee

Folgenden Blasen- und Nierentee habe ich mit einer Apothekerin zusammengestellt und damit gute Erfahrungen gemacht.

- 10 g *Tiliae Flos* (Lindenblüten)
- 20 g *Menthae piperitae folium* (Pfefferminzblätter)
- 10 g *Ononidis radix* (Hauhechelwurzel)
- 10 g *Folia Plantaginis lanceolatae* (Spitzwegerichblätter)
- 50 g *Herba Solidaginis* (Goldrutenkraut)

Tee zur inneren Einnahme. Auf 1 Esslöffel 1 Liter kochendes Wasser geben. 3 Minuten ziehen lassen. Warm trinken.

Blasenprotokoll

Tag/Datum:

Zeit	Trinkmenge	Urinmenge

Trinkmenge in 24 Std.:		
Urinmenge in 24 Std.:		
Anzahl der Blasenentleerungen:		
Durchschnittliche Urinmenge:		

Tag/Datum:

Zeit	Trinkmenge	Urinmenge

Trinkmenge in 24 Std.:		
Urinmenge in 24 Std.:		
Anzahl der Blasenentleerungen:		
Durchschnittliche Urinmenge:		

Anmerkungen:

Tag/Datum:

Zeit	Trinkmenge	Urinmenge

Trinkmenge in 24 Std.:		
Urinmenge in 24 Std.:		
Anzahl der Blasenentleerungen:		
Durchschnittliche Urinmenge:		

Anmerkungen:

Literatur und Quellen

K. Albrecht, Intelligentes Bauchmuskeltraining, Georg Thieme Verlag, Stuttgart 2015.

Dies., Körperhaltung, Georg Thieme Verlag, Stuttgart 2018.

Dies., Seminarunterlagen zur Körperhaltung (Antara © Konzept), star – school for training and recreation, Zürich 2016/2018.

K. Anders, *Ein Plädoyer für die Rhythmische Massage* (Skript), Borchen, Reha Klinik Schloss Hamborn.

C. G. Arvay, *Die Naturgeschichte des Immunsystems*, Bastei Lübbe, Köln 2022.

M. Birkenhäuser et al., „Menopausale Hormontherapie." *FrauenArzt* 59/2018.

M. Feldenkrais, *Bewusstheit durch Bewegung*, Suhrkamp Verlag, Stuttgart 1996.

E. N. Franklin, *Beckenbodenpower*, MVG riva, München 2023.

I. Froböse, U. Schöber, *Das neue Psoas-Training*, Random House, München 2017.

E.-A. Günthert, *Psychosomatische Urologie*, Schattauer Verlag, Stuttgart 2018.

C. Hammer, *Im Körper zu Hause sein*, Carl-Auer Verlag, Heidelberg 2025.

T. Hanna, *Beweglich sein – ein Leben lang*, Random House, München 2016.

A. Heller, *Nach der Geburt: Wochenbett und Rückbildung*, Georg Thieme Verlag, Stuttgart 2015.

A. Hüter-Becker, M. Dölken, *Physiotherapie in der Gynäkologie*, Georg Thieme Verlag, Stuttgart 2012.

F. Jeske, „Quadropedale Bewegungsmuster", Text zum Workshop im Fortbildungsinstitut Waldenburg 2021.

Klinik Links der Weser Bremen, Unterrichtsmaterial Weiterbildung Urotherapie (Lehrgang 2007).

J. Kruse et al. (Hg.), *Uexküll Psychosomatische Medizin*, Elsevier, München 2025.

A. Landmesser, Schulungsmaterial zum Workshop Blasenkontrolle, KsKg Kongress, Bad Homburg 2007.

F. Liesner, *Mein Beckenbodenbuch*, Georg Thieme Verlag, Stuttgart 2018.

M. Maar, „Der Erfahrbare Atem nach Prof. Ilse Middendorf, https://www.michaelmaar.de/atemtherapie.html

I. Middendorf, *Der Atem und seine Bedeutung für den Menschen*, Institut für Atemtherapie und Unterricht, Berlin 1992.

J. Müller, Seminarunterlagen zu Yogafundamentals – Thema: Frühkindliche Bewegungsmuster, Nordsee Yoga Vidya e.V. 2019.

M. Nixon-Livy, *Die Neurostrukturelle Instegrationstechnik*, VAK Verlag, Kirchzarten 2001.

H. Pohl, *Unerklärliche Beschwerden?*, Droemer Knaur, München 2010.

C. Richardson, P. Hodges, J. Hides, *Segmentale Stabilisation im LWS- und Beckenbereich*, Elsevier, München 2009.

G. Rohloff-Hecker, Eigene Seminarunterlagen zum Grundkurs „Der Erfahrbare Atem", Ilse-Middendorf-Institute für den Erfahrbaren Atem, Berlin 2019.

S. Rosenberg, *Der Selbstheilungsnerv*, VAK Verlag, Kirchzarten 2024.

I. Schmid-Bergmann, Qi-Gong Seminarunterlagen zur Übungsleiterlizenz, Sebastian-Kneipp-Akademie, Bad Wörishofen 1994.

L. Schmidt, *Das RückenHeilbuch für Frauen*, Droemer Knaur, München 2022.

A. Schopenhauer, *Die Welt als Wille und Vorstellung*, Suhrkamp Verlag, Stuttgart 1986.

C. Schubert, *Psychoneuroimmunologie und Psychotherapie*, Schattauer, Stuttgart 2018.

J. A. Staugaard-Jones, *Psoas-Training*, Stiebner Verlag, München 2014.

R. Tanzberger, A. Kuhn, G. Möbs, U. Baumgartner, M. Daufratshofer, A. Kress, *Der Beckenboden – Funktion, Anpassung und Therapie: Das Tanzberger-Konzept®*, Elsevier, München 2019.

C. van der Heide, „Warum du auf einer Goldmine sitzt: Gluteale Amnesie und warum du nicht das volle Potential deines Hintern nutzt." *Heartcore Athletics* 2016.

Über die Autorin

Sabine Irmer ist als selbstständige zertifizierte Urotherapeutin und Gymnastiklehrerin unter anderem am Zentrum für Bewegung, Klang und Stille in Wyk auf Föhr tätig. Sie gibt Kurse und Seminare zu ihrem Programm „Blase in Balance“ und bietet auch Einzeltermine an. In Planung sind Wochenendseminare im deutschsprachigen Raum. Weitere Informationen finden Sie auf ihrer Webseite: *www.sabine-irmer.com*